東大医学部卒ママ医師が伝える

科学的に正しい子育て

森田麻里子

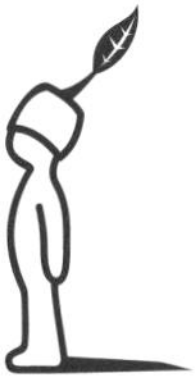

光文社新書

はじめに

「妊娠中は結局何を食べればいい？」

「哺乳瓶は消毒しないといけない？」

「子どもの睡眠時間はどのくらい必要？」

「やっぱりテレビはだめなの？」

「風邪をひいた！　家でできることはある？」


子育てをしていると、次から次へと疑問や悩みが出てきます。

子どもたちを健《すこ》やかに育て、持っている能力を最大限伸ばしてあげるには、一体どうするのがよいのでしょうか。子育てをするママ・パパはいま、子どものお世話や子どもとの直接のやり取り以外にも、こうした疑問についてその都度《つど》調べ、対応策を考えて決断するというタスクに忙殺されているように感じます。

私自身、はじめての妊娠がわかったとたん、嬉しさと同時にたくさんの不安や疑問が押し寄せてきました。

私は二〇一二年に東京大学医学部を卒業して、その後は麻酔科で働いていた医師です。大学時代にはもちろん産婦人科や小児科について勉強もしましたし、研修医として、上司の医師と一緒にお産に立ち会ったり、赤ちゃんの診療をしたこともあります。体の仕組みや妊婦さんや赤ちゃんの病気について、ある程度は知っているつもりでした。

しかし医学部では、子どもの育て方を教わることはありません。

子育てにおいては、一般のママ・パパと変わらない、全くの素人です。

妊娠したら何を食べたらいけないのか、こんな行動はしていいのか、赤ちゃんのお世話はどんな風にすればよいのか――そんな日常の疑問への答えは全く持っていなかったのです。

ありがたいことに、子育て情報は、昔と比べてとても手に入れやすくなっています。小さな赤ちゃんがいて家から出られなくても、ネットで情報を調べたり、本を注文したりすることができるからです。

しかし、そこには問題もあります。

情報の数はたくさんありますが、書いてあることはそれぞれバラバラなのです。特定の商品を売るために偏《かたよ》った見方で書かれているものや、個人の体験談のみで語られるものもあります。ネットでは、間違った情報が他のウェブサイトで何度も引用されて、それを見た人が「多くの人がそう言っているからきっと正しい」と錯覚してしまうこともあります。

信頼できる情報源として、産院や自治体で行われる両親学級に参加するママ・パパも多いと思いますが、内容の充実度は地域や自治体によって違います。私の場合は沐浴《もくよく》やオムツ替えのやり方は教えてもらえたのですが、妊娠中の食事や赤ちゃんの授乳、寝かしつけなどについて、教えてもらう機会はありませんでした。育児書の中には、育児にまつわる疑問について、対応方法とその理由をきちんと説明してくれる良質なものも、たしかにありました。しかしその数は本当にごくわずかで、それでも解決できない疑問も出てきてしまいます。

途方に暮れた私は、結局、腹をくくって自分で調べることにしたのです。

産休中の空き時間、そして出産後も息子がお昼寝している間のスキマ時間を利用して、夢中になって、子どもの睡眠や母乳・ミルク、食事など子育てに関する勉強を始めました。

息子を育てる中で疑問を持つたびに、一般書、洋書、医学書、論文などあらゆる情報源から質の高い情報を集め、そして実践してきたのです。人生で一番たくさん論文を読んだのは、医学生時代でも研修医時代でもなく、子育てを始めてからです。でもこれは、私がたまたま医師という職業で、医学系の論文や医学書から情報を集めるスキルを持っていたからこそできたことです。

息子が六カ月になる頃、私は麻酔科医としての仕事に復帰しましたが、もう一つ、私にはやりたいことがありました。

「最初からこういう知識を持っていたらよかったのに……」

「息子にもっとこういう風にしてあげればよかった……」

そんな私の後悔を、これからママ・パパになる方に味わってほしくない。私が知っておくべきだったと感じたことを、多くの人に伝えたい。そうすれば、同じように困っているママ・パパの手助けになれるのではないかと思ったのです。

昔ながらの「おばあちゃんの知恵」だけで子育てするのは、難しい時代です。

以前なら年の離れた弟妹のお世話をした経験のあるママも多かったでしょうし、祖父母の知恵や手助けを借りながら子どもを育てるのが普通だったでしょう。

しかし今は、私も含めて一人っ子が増えました。出産年齢が高くなったことにより、祖父母世代の子育ての記憶も薄れがちで、祖父母と離れて暮らす家庭も多くなりました。

子育ての目標も、ただ元気に育てばいいというだけでなく、できれば健康でかしこく育ってほしい、その子の能力をできる限り伸ばしてあげたい、そのために一番良い方法で育てたいと考えるママ・パパが増えていると思います。

そして何より、医学や科学の発展により、新しい子育ての常識が更新され続けている。

今こそ、科学的な裏づけをもとにした子育て情報を、明日から実践できる具体的な形で、ママ・パパ、そして子どもに関わるプロフェッショナルの方々に伝えていく必要があると思うのです。

子育て中のママ・パパは、育児・家事・仕事に、もう十分過ぎるほど頑張っています。

でも実は、子どものために「～でないといけない」「がまんしなければならない」という制限は、あまり意味がなかったり逆効果だったりすることもあります。私もですが、子育て中はただでさえ余裕のない毎日です。**思い込みのせいで必要のない努力をしているとしたら、**

もったいないですよね。どうせやるなら、本当に必要なところに絞って手をかけていきたいものです。

この本では、子どものために何をしてあげるのがいいのかという疑問に、**できる限り科学的な根拠のある情報から、具体的に答えることを目標としています。**

もちろん、それを知った上でどの程度取り入れるかはママ・パパ次第です。**まずはママ・パパが元気になることを大切に、何をしなくてよいか、どんなことなら無理なく取り入れられそうか、ということから考えてみてください。**

また、子どもたちは誰ひとりとして同じではなく、それぞれ違った個性や性質を持って生まれてきています。ですから、「科学的に正しい」とはいっても、全員に当てはまる一つの「正解」があると言いたいわけではありません。同じ研究結果を見ても、その解釈は人によって、家庭によって、真逆になることだってあります。九九パーセントの人に効果があることであっても、裏を返せば一〇〇人のうち一人にとっては効果がないと言うこともできます。

だからこそ、特に議論の分かれているトピックについては、研究そのものの結果をできるだけ正確に、かつ、わかりやすく解説することに努めました。その上で、私ならどうするか、私はどのように考えるかにも触れましたが、必ずしもみなさんがそうしなければいけないということではありません。それぞれのご家庭でどのようにしていくのか、考える材料にしていただけたらと思います。

本書の構成は次のとおりです。

第一章と第二章では、妊娠中、そして授乳期という二つの子育てのステージに合わせて、よくある疑問や知っておいていただきたいことについて解説しました。

第三章から第五章では、子どもたちの成長に大切な、食べること・寝ること・遊ぶ（学ぶ）ことについて、新しい研究結果やこれまであまり知られてこなかった内容を中心にご紹介しています。

そして第六章では、予防接種や風邪、スキンケア、熱中症、歯みがきといった日常の健康に関するケアについて、注意したいポイントをお伝えしています。

必ずしも前から順に読んでいただく必要はありません。その時どきで興味のある部分から、辞書のように読んでいただくのもよいのではないかと思います。

ママ・パパが自信を持って子育てをする助けとしてはもちろん、祖父母世代の方々が育児の最新情報について知るための材料として、さらに医療や保健・保育・教育など子どもに関わるすべての方の日々のお仕事のヒントとしても、この本を役立てていただけたら、こんなに嬉しいことはありません。

科学的に正しい子育て　目次

第四章 「寝かしつけ」は頑張らなくていい

第五章 「体罰」が子どもの脳を傷つける 185

第六章 予防接種、手洗い、風邪予防の新常識 225

カバーデザイン／橋本千鶴
カバーイラスト／ももの《》どあめ・イラストＡＣ
本文デザイン／宮城谷彰浩（キンダイ）
図表作成／デザイン・プレイス・デマンド

第一章 ママになる人が本当に気をつけるべきこと

妊娠を考えている女性や、妊娠中のママには、食事や嗜好品、予防接種などいくつか注意したほうがよいことがあります。

でも、それらについて、まとまって正確な知識を教えてもらえる場所はなかなかありません。ママ友に教えてもらったり、雑誌やネットで偶然目にしたりして知ることがほとんどではないでしょうか。

特にネット上にある記事は、個人的な体験談も多く、「○○は絶対にダメ」「私は○○しても大丈夫だった」などと極端な意見も多いです。ママ自身や赤ちゃんの健康のためにどうすればいいかというのは、医療保健の分野と育児の分野のはざまに落ちてしまっていて、そのことについて詳しい専門家もなかなかおらず、混乱しているように感じます。

第一章では、妊娠を計画している女性や、妊娠中のママに向けて、本当に気をつけなければいけないことは何か、逆にそれほど気にしなくていいことは何か、具体的な研究内容をお示ししながらお話ししています。とはいえ、食事の嗜好やお住まいの場所など、状況はそれぞれの方によって違います。全員に共通の、ただ一つの正解があるわけではないのです。

興味のあるテーマから読んでいただき、ご自身にとっての正解を見つけていただきたいと思います。

葉酸と鉄

妊娠前〜妊娠中はサプリメントは飲んではいけない

↓

✕

NG!

　妊娠を考えている、または妊娠中の女性はバランスのよい食事をしましょうといわれます。たしかに、食事から十分な栄養を摂《と》るのはとても大切なことです。しかし、食事からだけでなく、サプリメントで補給したほうがいい栄養素があるのを、ご存知でしょうか？　それは、葉酸と鉄です。

　葉酸サプリメントは、マタニティ雑誌でも取り上げられたり、広告が掲載されていたりすることがあります。しかし実は、**葉酸は妊娠前から飲むことが大切なサプリメント**です。現状ではそのことについて学校などで教えてもらう機会はなく、積極的に情報収集しなければ知らないままになってしまいます。葉酸についてなんとなく知っていても、本当に飲んだほうがよいのか、迷っている方もいらっしゃるかもしれません。葉酸を摂ることの効果は病気の予防のためにとても重要で、はっきりした効果が研究でも示されていることをこれから解説していきます。

また、鉄分のサプリメントは、葉酸よりさらに一般的ではないかもしれません。私も妊娠中はその重要性を知らず、妊婦健診の血液検査では貧血もなかったため、鉄分のサプリメントは摂っていませんでした。しかし、**貧血がなかったとしても、やはり鉄サプリメントは摂取したほうがいい**と考えています。何をどのくらい摂ればよいのかについても、詳しくお話ししていきましょう。

たとえば、ドラッグストアやネットで葉酸サプリメントを見てみると、四〇〇マイクログラムという量のものが多いことに気づくかもしれません。これは、葉酸サプリメントの摂取推奨量が一日あたり四〇〇マイクログラムだからです。期間としては、妊娠の一カ月前から妊娠三カ月までが推奨されています。[*1]

葉酸と鉄の重要性を知っていますか?

なぜ、妊娠前から葉酸サプリを飲む必要があるのでしょうか？　それは、葉酸サプリを飲む目的と関係しています。葉酸サプリが勧められている一番の理由は、**赤ちゃんの神経管閉鎖障害という先天異常を予防するため**です。

神経管閉鎖障害は、妊娠のごく早い時期から起こります。卵子と精子が出会って受精卵ができると、受精後四週（妊娠六週前後）ほどで、脳や脊髄のもとになる神経管ができます。この神経管が完全な管状にならないために起こるのが神経管閉鎖障害で、無脳症や二分脊椎といった病気が起こります。無脳症の場合、流産や死産になってしまうことが多く、二分脊椎の場合でも、生後すぐ手術を受け、生涯にわたってリハビリを受けることが必要になったりします。日本では、年間五〇〇～六〇〇人の赤ちゃんがこれらの病気になっています。

もちろんこれらの病気は葉酸の不足以外の原因で起こることもあり、葉酸を飲んでさえいれば絶対に起こらないというものではありません。しかし、**サプリメントを摂ることで発症のリスクを五〇～七〇％下げられる**ことがわかっています。ここで注意しなければならないのは、妊娠がわかるのは早くても妊娠四週頃だということです。その頃にはすでに神経管は作られ始めているので、妊娠前からサプリメントを飲んでおくことが必要なのです。

葉酸で妊娠率が高まる研究も

「夫婦で葉酸サプリメントを飲んで、赤ちゃんを授かりました！」というような個人の経験談が、雑誌やサプリを販売するウェブサイトに紹介されていることもありますね。たしかに、

葉酸サプリメントを摂取したほうが妊娠率が高まるという研究もあるようです。一九九六年に発表されたハンガリーの研究では、妊娠を希望する女性七九〇五人を二グループに分け、一方には葉酸八〇〇マイクログラムを含むマルチビタミンサプリメント、もう一方には銅・マグネシウム・亜鉛・ビタミンCを含んだサプリメントを飲んでもらい、一四カ月間追跡しました。すると、マルチビタミンを飲んだグループでは七一・三％が妊娠したのに対し、もう一方のグループで妊娠したのは六七・九％で、有意な差が認められました。[*2] また、二〇〇二年の南アフリカの研究では、一〇三人の不妊症の男性に葉酸と亜鉛のサプリメントを二六週間飲んでもらったところ、精子の濃度が有意に増加したという結果も出ています。[*3]

神経管閉鎖障害を予防する効果と比べると、不妊症に対する効果ははっきりしていません。しかし、いずれにしても妊活中は葉酸サプリメントを飲んだほうがいいですし、希望があれば、男性が葉酸サプリメントを飲んでも構わないと思います。

それでは、妊娠三カ月以降、葉酸のサプリは飲み続けたほうがいいのでしょうか？　葉酸は、神経だけでなく、赤血球を作るのにも必要な栄養素で、赤ちゃんの成長には欠かせません。そのため厚生労働省は、妊娠中は普段より二四〇マイクログラム多く摂取することを勧めています。[*4]

しかし、葉酸サプリメントを摂る量が多すぎたり、妊娠後期まで飲んでいたりすると、喘《ぜん》息《そく》のリスクが高まるかもしれないという研究もあります。一九九八年から二〇〇五年にかけて、五五七人の赤ちゃんを追跡したオーストラリアの調査によると、妊娠後期に葉酸サプリメントを一〇〇〇マイクログラム摂るごとに、三歳半のときに喘息になっているリスクが一・二三倍になっていたのです。[*5] ただし、まだこれについての意見は一致していません。葉酸サプリと喘息の関係を調べた論文を複数まとめて解析すると、葉酸と喘息の関連ははっきりしないという結果が出ています。[*6]

妊娠三カ月を過ぎてから、葉酸サプリメントを摂取することについては、はっきりとしたメリットは証明されていません。食品中の葉酸は吸収率が五〇％程度である一方、サプリメントだとそれより高く、八五％程度ともいわれています。妊娠前〜妊娠初期にかけての葉酸サプリメントは一日四〇〇マイクログラム程度にし、妊娠三カ月を過ぎたら二四〇マイクログラム程度に量を減らしてよいでしょう。妊娠三カ月以降は、わざわざサプリメントを飲まなくても、食品から積極的に摂取することができれば、それで十分かもしれません。

鉄分は赤ちゃんの脳と体の発達に必要

そのかわりに、妊娠三カ月を過ぎたらぜひ摂っていただきたいのが鉄サプリメントです。厚生労働省は、妊娠初期は二・五ミリグラム、中期・後期は一五ミリグラムを、妊娠していない時の摂取量に追加で摂取するよう勧めています。[*4] 一日の合計量でいうと、妊娠初期は八・五〜九ミリグラム、妊娠中期・後期は二一〜二一・五ミリグラムの鉄を摂取する必要があるのです。アメリカ疾病予防管理センターのガイドラインでは、妊婦さんは一日三〇ミリグラムの鉄サプリメントの摂取が推奨されています。[*7]

鉄分の役割としてよく知られているのは、血液を作ることですね。しかしそれだけでなく、**赤ちゃんの脳や体の発達にも大切**だということがわかっています。鉄不足でよく起きるのは貧血、つまり血液中のヘモグロビンの量が少ないということですが、貧血がなくても鉄分が不足している場合もあります。その指標になるのが、血液中のフェリチンというタンパク質の量です。フェリチンは、体の中で鉄分とくっついて、鉄分を保存する働きをしています。貧血がなくても、血液中のフェリチンの値が少なければ、鉄分が不足している可能性があるのです。

たとえば、二〇〇二年にアメリカから発表された研究があります。[*8] この研究では、二七八人の赤ちゃんについて、生まれた時にへその緒《お》の血液を採取し、フェリチンの量を測定しました。その赤ちゃんたちが五歳になった時に発達に関するテストを行うと、フェリチン濃度が低かったグループでは三割近くの子が微細運動能力のスコアが低かったのに対し、濃度が中程度のグループでスコアが低かったのは一割未満でした。

また、一九九二年にアメリカから発表された論文では、八二六人の妊婦さんの貧血と、赤ちゃんが生まれた時の状態を調査しています。[*9] その結果、**母親が鉄欠乏性貧血の場合、赤ちゃんの体重増加が不十分になるリスクが二倍に**なっていたことがわかりました。

食品から鉄分を摂取する場合、一番簡単なのはレバーを食べることですが、レバーを毎日食べるのはおすすめしません。たとえば鶏レバーなら一〇〇グラムあたり九ミリグラムの鉄分が含まれています。しかし、レバー類はビタミンAがとても多い食品で、鶏レバーでは一万四〇〇〇マイクログラムのビタミンAが含まれています。ビタミンAの一日あたりの上限量は二七〇〇マイクログラムなので、その五倍以上になってしまいます。食べるとしても、週一回程度、少量食べるだけで十分でしょう。私も妊娠中は、あん肝《きも》がたくさん入った大好きなお鍋をあきらめました。

他の食品でおすすめなのは、あさりの缶詰です。水煮缶ですと一〇〇グラムあたり二九・七ミリグラムで、調理もしやすいため、私も妊娠中よく使っていました。他の食品の中では、赤身の肉類が比較的鉄分が多いのですが、牛もも肉なら一〇〇グラムあたり二・五ミリグラム、鶏もも肉は皮なしで二・一ミリグラム、豚もも肉だと〇・五ミリグラムといった具合で、なかなかたくさんの鉄分を摂取するのは難しいです。妊娠中期以降は、一〇～三〇ミリグラムの鉄分のサプリメントを摂取するのが私のおすすめです。

「ヘム鉄」と書かれたサプリメントを飲む

サプリメントを飲む際は、一緒に摂る食品を工夫すると、より効率的に鉄分を摂取することができます。鉄は、お茶やコーヒーなどタンニンを含む食物や、乳製品などカルシウムを多く含む食品と一緒に摂取すると、吸収率が低下してしまいます。また、一般的に「鉄」という表示で売られているサプリメントのほとんどは、非ヘム鉄と呼ばれるタイプのものです。鉄には非ヘム鉄とヘム鉄の二種類がありますが、非ヘム鉄は植物に含まれる鉄分のほとんど、そして肉や魚類に含まれる鉄分の六〇％を占めています。非ヘム鉄は吸収率があまりよくないので、効率的に摂取するためには、ビタミンCや動物性のタンパク質と一緒に摂るのがポイントです。サプリメントにビタミンCが添加されているものもあります。
最近は、ヘム鉄のサプリメントも売られています。ヘム鉄は主に肉や魚類に含まれている鉄分で、吸収率が優《すぐ》れています。鉄分のサプリメントや薬剤では便秘や吐き気などの副作用が出ることもありますが、ヘム鉄の方が副作用が出にくいかもしれないという研究もあります。

妊娠前から妊娠初期は一日四〇〇マイクログラムの葉酸サプリメント、そして妊娠中期からは、一日一〇〜三〇マイクログラムの鉄サプリメントを、ぜひ摂取してみてください。

妊婦と予防接種

妊娠前〜妊娠中は予防接種を受けてはいけない

二〇〜四〇代の親は要注意！

予防接種というと子どもが打つもの、というイメージがあるかもしれません。しかし実は、妊娠を計画している女性や、妊娠中のママに接種していただきたいワクチンがあります。**妊娠前に接種を検討していただきたいのは風しん・麻しん（はしか）・おたふくかぜ・水《みず》疱瘡《ぼうそう》の四つ、そして妊娠中に接種がおすすめなのはインフルエンザのワクチンと百日咳ワクチンの二つです。**

妊娠前や妊娠中にワクチンを接種することで、妊娠中のママやお腹の赤ちゃんが重大な病気にかかったり、赤ちゃんに障害が起こったりするのを予防することができます。とはいえ、妊娠中は薬を飲むのにも気を使うので、まして予防接種となると、ちょっと身構えてしまうかもしれません。

たしかに、妊娠中は接種できないタイプのワクチンもあります。生ワクチンと呼ばれるタイプのものは、生きている病原体の毒性をぎりぎりまで弱くしたもので、妊娠中の接種はできません。ですから、**ＭＲ（麻しん風しん混合）ワクチン、おたふくかぜワクチン、水痘ワクチンなどの生ワクチンは、妊娠の二カ月ほど前までに接種することが必要**です。

なぜ、妊娠前に、子どもの頃に受けた予防接種をまた受けなければいけないのでしょうか？　それは、妊娠中は病気にかかりやすく、特に麻しんやおたふくかぜは重症化しやすかったり、流産や早産のリスクが上昇したりすることがわかっているからです。さらに、風しんや水痘は、お腹の赤ちゃんに先天性の障害をもたらす可能性があります。たとえば、先天性風疹症候群では、心臓病や難聴、白内障などが起こります。

実は今の**二〇～四〇代のママパパ世代は、これらの病気の免疫が不十分な人が多い**です。子ども時代にちょうど予防接種制度の変わり目にあたってしまい、たとえば風しんの予防接種なら、一回しか受けていない人も多いからです。日本では数年ごとに風しんの流行が繰り返されていて、二〇一二～二〇一四年の流行では四五人もの赤ちゃんが先天性風しん症候群と診断されました。二〇一八年からの流行でも、残念ながら、先天性風しん症候群と診断された赤ちゃんが新たに出ています。防げる病気を防ぐために、ぜひ、妊娠前にワクチンを接種していただきたいと思います。

医療機関で抗体検査を行って、抗体価が落ちているものだけ接種してもよいでしょう。抗体を持っている人がワクチンを打っても問題はないので、抗体検査は省いても構いません。生ワクチンの接種後は二カ月間の避妊が必要ですので、注意してください。また、**パートナーや同居のご家族にも、接種しておいてもらうのが大切**です。特に、ワクチンを打っていないけれどすでに妊娠しているという方の場合は、ご家族に接種してもらうことで感染のリスクを少しでも減らす必要があります。

これから生まれてくる赤ちゃんのために

一方で、死んだ病原体やその一部分でできている不活化ワクチンは、妊娠中でも接種することができます。**インフルエンザワクチンと百日咳ワクチン**は、この不活化ワクチンにあたります。

妊娠中に不活化ワクチンを接種することの安全性は、研究でも確かめられています。たとえば、二〇〇四年から二〇〇九年にかけてアメリカで行われた研究では、約五万八〇〇〇人のワクチンを接種した妊婦さんと、約九万二〇〇〇人の接種しなかった妊婦さんを比較しています。出生体重が低い赤ちゃんや早産の割合は、どちらのグループも明らかな差がありませんでした。[*10]

妊婦さんにインフルエンザワクチンの接種を勧める理由の一つは、**妊娠中はインフルエンザが重症化しやすい**からです。アメリカで約一三万人を対象に行われた研究調査では、インフルエンザ流行期に呼吸器の症状で入院した人数は、妊娠後期だと妊娠していない時期に比べて五・一倍になっていたという結果が出ています。[*11]

さらに、**生まれてくる赤ちゃんにもインフルエンザの免疫をつけてあげることができます。**

二〇一一年から二〇一二年にかけて南アフリカで行われた研究では、妊娠二〇週〜三六週の女性二一一六人を二グループに分け、片方のグループのみ不活化インフルエンザワクチンを接種しました。赤ちゃんが生後六カ月になるまでにインフルエンザにかかった人数は、母親・赤ちゃんともに、**ワクチン接種グループでは未接種のグループの約半分に抑えられた**のです。[*12] 生後六カ月までの赤ちゃんは、インフルエンザワクチンを接種することができません。赤ちゃんを守るためにも、ママが接種しておくことは大切ですね。

そしてもう一種類、妊娠中に接種したいのは百日咳のワクチンです。百日咳は、その名の通り咳が続く病気です。コンコンコンと咳が続き、その間呼吸ができなくてとても苦しくなります。生後六カ月未満の赤ちゃんがかかってしまうと、咳が続いてそのまま呼吸が止まってしまい、亡くなることもある重大な病気です。

百日咳の免疫は、赤ちゃんに四種混合ワクチンを接種することでついていきますが、四種混合の接種は生後三カ月からです。生後三カ月までの、まだ体が小さく重症化しやすい赤ちゃんを感染から守るには、ママがワクチンを打つ必要があります。

二〇一五年に発表されたイギリスの研究では、生後八週までに百日咳にかかった赤ちゃん五八人と、その比較対象となる赤ちゃん五五人を調べました。すると、妊娠中に母親が百日咳ワクチンを接種していた割合は、百日咳にかかった赤ちゃんで一七%、かからなかった赤ちゃんで七一%でした。この結果から、生後八週までの赤ちゃんの百日咳を予防するための、妊娠中のワクチン接種効果は、九三%と計算されています。[*13]

アメリカでは、妊娠二七〜三六週の間に、Tdapと呼ばれる成人用の三種混合ワクチン（百日咳、ジフテリア、破傷風）を接種することが推奨されています。子どもに免疫を渡すことが主な目的なので、妊娠のたびに接種が必要です。

百日咳の単独ワクチンは製造されておらず、現在日本では成人用三種混合ワクチンが承認されています。これはTdapとは抗原量が異なり、添付文書上は「妊娠中の接種に関する安全性は確立されていない」と記載されています。残念ながらTdapは国内未承認ですが、個人輸入で取り扱っている医療機関もあります。接種希望の際は、医療機関でご相談ください。

赤ちゃんを病気から守るため、ぜひ積極的に、妊娠前と妊娠中のワクチン接種を行っていきましょう。

妊婦と食事のリスク

妊娠中は体のために、食べたいものを食べていい

↓

×

NG!

マタニティ雑誌やネット上には、たくさんの〝妊娠中に食べてはいけない食品リスト〟があります。でも、それぞれ書いてあることが違って迷うことはありませんか。

たしかに、「食べても大丈夫」とは、専門家としてはとても言いづらいことです。人間の身体に関わることに絶対はありませんから、少しでもリスクがあるものは「ダメ」と言うほうが、指導する側からしたら安全だからです。でも、リスクがあるものは全部ダメなのであれば、人間は飛行機にも車にも乗れなくなってしまいます。

私は、自分が妊娠したときに、ちゃんと自分でリスクを判断したいと思い、なぜ食べないほうがいいのか、その理由を調べて考えてきました。ここでは、私ができるだけ食べないほうがいいと思う食品について、その理由も合わせて、お話ししていきます。

まず避けるのは五つの食品だけでいい

まず、できるだけ避けていただきたいものは五つだけ。**加熱殺菌していないナチュラルチーズ、肉や魚のパテ、生ハム、スモークサーモン、生肉**です。どうでしょうか、これなら避けられそうだと思いませんか？

これらは、食べる量を少なくすればいいということではなく、**全く食べないことをおすすめします**。なぜかというと、**これら五つを食べると、お腹の赤ちゃんに重大な悪影響のある微生物に感染するリスクがある**からです。

たとえば、妊娠中に注意するべき食中毒として、**リステリア菌の食中毒**があります。

リステリア菌は河川や動物など環境中に普通に存在する菌ですが、妊娠中にリステリア菌に感染すると、流産につながったり、赤ちゃんが感染して敗血症となってしまったりすることもあります。重要なのは、妊娠中は普通の人よりおよそ二〇倍リステリア菌の食中毒にかかりやすくなるということです[*14]。二〇〇四年から二〇〇九年にかけてのアメリカのデータを用いた調査では、妊娠中は妊娠していない場合に比べて、感染リスクが一一四・六倍になるという結果も発表されています[*15]。リステリアは加熱により殺菌することができますが、塩漬けの食品や、冷蔵庫の中でも繁殖できるという特徴があり、注意が必要です。海外では、特に加熱殺菌していないナチュラルチーズ、肉や魚のパテ、生ハム、スモークサーモンでの食中毒の報告が多いようです。これらの食品は、妊娠中は避けたほうがいいでしょう。

実は、リステリア菌は生野菜や果物にもいます。アメリカでは二〇一一年にメロンを原因としたリステリア菌の食中毒が発生し、三三人が死亡しています。[*16] 二〇一八年のアメリカ食品医薬品局の報告では、アメリカ国内生産や輸入品のアボカドのうち、一八％で皮にリステリア菌が付着していたことがわかっています。[*17]

しかし、日本ではリステリアによる食中毒の報告はこれまでありません。妊娠中に生ハムを食べなくても生活に支障はきたさないと思いますが、生野菜や果物を食べないとなると支障が大きいですよね。**生野菜や果物を食べることは栄養的なメリットも大きいので、現状ではこれらを避ける必要はないと思います。ただし、妊娠中は特に、よく洗って使うようにしてください。**

チーズ類に関しては、プロセスチーズは加熱されて作られているので、問題ありません。**輸入品のナチュラルチーズを加熱せずに食べるのは避けたほうがいいと思いますが**、日本で製造されているカマンベールチーズなどは、加熱殺菌して製造されているものも多いようです。私はチーズが大好きなので、加熱殺菌されているものを調べて食べていました。メーカーや時期によっても変わる可能性がありますので、気になる方はメーカーなどにご確認ください。

また、もう一つ注意したいのが、**トキソプラズマ症**です。トキソプラズマは一つの細胞だけでできている小さな寄生虫で、主に豚や羊などの肉、そして土や猫の糞などに存在しています。健康な人が感染しても問題ありませんが、妊娠中にはじめてトキソプラズマに感染すると、先天性トキソプラズマ症といって、流産につながったり、赤ちゃんの眼や脳に障害が出たりすることがあります。これまでの報告では、妊娠中に焼き肉店へ行って加熱が不十分な肉を食べたり、果物狩りに出かけたりしたことが原因と推定されるケースがあるようです。

トキソプラズマは六七度以上まで加熱しないと殺菌できません。ローストビーフ、レアステーキなど、加熱が不十分な肉を食べるのは、避けましょう。牛は感染リスクが低いという意見もありますが、**日本でも六・五％の牛が感染しているかもしれない**という報告もあり、[*18] 牛肉なら大丈夫とは言い切れません。感染した場合の結果が重大であることを考えると、あえて妊娠中に食べる必要はないと思います。食物以外からの感染を防ぐために、猫のトイレ掃除はできるだけ避け、土に触れる際は手袋・マスクを着用することも大切です。リステリア感染の予防と同様に、野菜や果物はよく洗って食べましょう。

逆にいえば、これら五つの食品以外は、重大な病気になるリスクが非常に高いとまではいえません。お刺身・生卵などは、たしかに加熱した食材より食中毒のリスクは高いですが、絶対にダメとは言い切れないと思います。私は妊娠中、魚介類がおいしい地域に住んでいました。アニサキス症のリスクが高いしめ鯖《さば》やアジ、イカのお刺身、またノロウイルスのリスクがある生牡蠣《なまがき》は避けましたが、それ以外のお刺身はときどき食べていました。

よい食生活はとても大切ですが、ただでさえストレスのかかる妊娠中に、してはいけないことばかり多いと参ってしまいます。本当にダメなものが何なのか、ポイントを押さえて妊娠生活も楽しみたいですね。

妊婦とアルコール、妊婦とカフェイン

妊娠中もビール一缶程度であれば飲んでもいい

✕ NG!

妊娠中にコーヒーやお酒をどのくらい飲んでもいいのか、疑問に思う方は多いですよね。

妊娠中もビール一杯くらいなら飲んでもいいという意見もあれば、飲まないほうがいいという意見もあって、混乱するかもしれません。また、コーヒーなら一日に二杯程度は大丈夫、ともいわれます。では、二杯までなら飲んでも飲まなくても全く影響がないのでしょうか？それとも、その程度の量なら影響があったとしてもわずかなので大丈夫、ということなのでしょうか？

アルコールやカフェインといった嗜好品は、一度飲んだからといって何か重大な病気になることは考えにくいです。だからこそ、妊娠中にどのくらい摂取するのがベストかは、本当はそれぞれの人によって異なるのではないでしょうか。どのくらいアルコールやカフェインが好きで、それらをやめることがどの程度のストレスになるかは、人によって全く違うからです。ここでは、アルコールやカフェインの摂取にどのくらいのリスクがあるかを、詳しく解説していきます。ご自身としてどのくらい制限するのがよいか、判断する助けにしていただけたらと思います。

胎児性アルコール・スペクトラム障害

まず、アルコールについてです。以前は、ビール三五〇ミリリットル程度なら、妊娠中に飲んでも問題ないと説明されることがあったようです。たしかに、たとえば妊娠に気づかず一度飲酒してしまっただけで、問題が起こる可能性は低いと思います。しかし現在、より少ない飲酒量でも赤ちゃんに影響が出る可能性がわかってきたため、少量であっても飲酒は避けるよう、指導方針が変わっています。

顔の奇形や成長障害、脳の障害などが起こる胎児性アルコール症候群は、妊娠期間を通じて大量に飲酒した場合に多いようです。しかしそういった症状が全て揃わなくても、**妊娠中の飲酒の影響で、子どもに問題行動が出現したり、精神疾患が引き起こされたりすることがわかってきました。**このような、胎児期にアルコールにさらされたことによる障害をひっくるめて、**胎児性アルコール・スペクトラム障害**と呼びます。スペクトラムとは、医学の世界では、障害や症状、病気の傾向がある／なしの二つに明確にわかれるのではなく、非常に強い障害のある人から、ごく弱い傾向のある人まで連続的なバリエーションがある場合に使われる言葉です。

二〇一三年にアメリカで発表された研究では、二五〇〇人の胎児性アルコール・スペクトラム障害の子どもたちと、比較対象の一〇七人の子どもたちを集め、母親にアンケートとインタビューを行っています。

その結果、**母親の妊娠中の飲酒量が多いほど子どもの非言語知能指数が低下したり問題行動が増えたりしていること**、そして**一度に三杯、五杯など多量の飲酒をするほど**、**そのリスクは高い**ことがわかりました。胎児性アルコール・スペクトラム障害になるリスクは、全く飲酒をしなかった場合に比べて、**妊娠初期に飲酒していると一二倍**、**初期と中期に飲酒していると六一倍**、**妊娠全期間を通じて飲酒していると六五倍**になっていました。[*19]

妊娠中にお酒をこのくらいなら飲んでもいいという量は、決まっていません。なぜなら、アルコールを代謝する能力や、アルコールによってどのくらい影響を受けるかは、体質によって違うからです。アルコールは胎盤を通って、赤ちゃんに影響を及ぼします。胎児は大人の三〜四％の速さでしかアルコールを代謝できません。**一度アルコールを羊水中に排出しても、アルコールを含んだ羊水を再び飲み込んで、繰り返し影響を受けてしまいます。**

一度赤ちゃんが受けた障害は、完全に治すことはできません。でも、妊娠の可能性がある期間や妊娠中に禁酒をすれば、完全に予防することができます。もしすでに飲酒している場合も、影響を最小限に抑えるため、なるべく早く飲酒をやめるのがおすすめです。

カフェイン摂取によって、流産や早産に影響はない

それでは、カフェインについてはどうでしょうか。現在では、一日二〇〇～三〇〇ミリグラムのカフェインは摂取しても問題ないということが、複数の研究から結論づけられています。妊娠中の一日の摂取量は、アメリカ産婦人科学会は二百ミリグラムまで、カナダ保健省は三〇〇ミリグラムまで、世界保健機関はコーヒー三～四杯までとしています。

その根拠としては、たとえば、二〇〇八年にアメリカから発表された研究があります。[*20] 妊娠一二週までの妊婦さん約二四〇〇人にインタビューして、妊娠前・最終月経から四週間の間・そしてインタビュー時点（妊娠中）のカフェイン摂取量を割り出し、**カフェイン摂取量によって流産の割合に違い**があるかどうかを調べました。すると、**カフェイン摂取量によって、流産率に違いはない**ことがわかりました。

また、二〇〇七年に発表されたデンマークの研究では、妊娠二〇週までの妊婦さんで、毎日コーヒーを三杯以上飲む人約一二〇〇人を対象に、生まれた赤ちゃんの出生体重や早産への影響が調べられました。[*21] 研究者たちは、集めた妊婦さんを二グループに分け、一方には普通のインスタントコーヒー、もう一方にはカフェインレスのインスタントコーヒーを飲んで

もらうことにしました。すると、他の飲み物等からの摂取も含めたカフェイン摂取量は、それぞれのグループで一日平均三一七ミリグラム、一一七ミリグラムとなっていました。しかしこの二つのグループで、**赤ちゃんの出生体重に明らかな違いはなく、早産が増えることもありませんでした。**

とはいえ、カフェインもアルコールと同様に胎盤を通過しますし、しかも胎児はカフェインを代謝することができません。妊娠中のママが摂取したカフェインから、赤ちゃんは直接の影響を受けるのです。二〇一二年のイタリアの研究では、**コーヒー一杯程度でも、赤ちゃんの心拍数に変化が起こる**ことを示しています。[*22] この研究では、五〇人の妊婦さんに、カフェイン六〇ミリグラムを含むエスプレッソコーヒーを一杯飲んでもらった時と、カカオ分七〇%のダークチョコレート三〇グラムを食べてもらった時に、赤ちゃんの心拍数がどう変化するかを調べました。すると、コーヒーでもチョコレートでも、赤ちゃんの心拍数の変動が大きくなることがわかりました。

二〇一三年にシンガポールの研究者らが発表した論文では、妊娠中のカフェイン摂取量と出生体重児が低い子が生まれる割合を調べた一三の論文をまとめて解析しています。[*23] すると、赤ちゃんの出生体重が低くなるリスクは、カフェイン摂取量が一日〇〜五〇ミリグラムのグループと比べて、五〇～一五〇ミリグラムまでのグループで一・一三倍、一五〇～三五〇ミリグラムのグループで一・三八倍、三五〇ミリグラム以上のグループで一・六倍となっていました。

このように、カフェインにも全く影響がないというわけではありません。しかし、**心拍数が一時的に変動することや、出生体重が低くなるリスクがわずかに上昇することは、赤ちゃんにとって非常に大きな悪影響とはいえない**でしょう。そのため、カフェインは一日二〇〇～三〇〇ミリグラム程度までなら摂取していいとされています。

安心の目安は、コーヒー一～二杯

それでは、実際にどんな食品をどのくらい摂取すると、カフェイン二〇〇～三〇〇ミリグラムになるのでしょうか？

一杯二〇〇ミリリットルとすると、コーヒーはおよそ一二〇ミリグラム、紅茶なら六〇ミリグラムのカフェインが含まれています。[*24] **コーヒーなら、一～二杯までにしておくと安心**です。また、カカオ分七〇%以上のダークチョコレートは、一〇グラムあたり六～一二ミリグラムのカフェインが含まれているので、食べすぎないよう注意が必要です。[*25]

最近ではカフェでもデカフェのコーヒーが販売されていますし、ペットボトルのお茶でも、麦茶やデカフェの紅茶など、カフェインが入っていないものがたくさんあります。このような商品も活用しながら、無理ない範囲でカフェインを少なくしていけるといいですね。

DHAと水銀

DHAを摂るために、毎日たくさん魚を食べよう

✕ NG!

「ＤＨＡを摂ると頭がよくなる！」という話を、どこかで聞いたことがあるかもしれません。

それって本当なのでしょうか？　本当だとしたら、ＤＨＡをどのように摂取するのが一番いいのでしょうか？

ＤＨＡは、不飽和脂肪酸のうちオメガ3という種類に分類されるもので、脳細胞や網膜の細胞を作る大切な成分です。**赤ちゃんの脳は、胎児期から一歳までの間にかけて特に急激に発達します。**正期産で生まれた赤ちゃんの脳は、平均で約三五〇グラムと言われています。それが生後六カ月までに約六六〇グラムになり、一歳までに約九五〇グラムになります。

脳細胞はシナプスという構造を介して、情報を伝え合います。シナプスの数は赤ちゃん期に急激に増加し、最大で一秒間に四万個も作られると言われていますが、[*26] **このシナプスを構成する脂肪酸の三五%がＤＨＡなのです。**[*27] ＤＨＡを摂ることがいかに重要か、わかりますね。胎児の赤ちゃんは、特に妊娠後期からＤＨＡを体に溜め込むため、[*28] 早産の子はＤＨＡが不足しやすい傾向にあります。

意見は二分される

では、ＤＨＡをたくさん摂れば、実際に頭がよくなるのでしょうか？　魚やＤＨＡの効果を検証した論文はたくさんありますが、実は意見は分かれています。

たとえば二〇〇七年にアメリカとイギリスの研究者が発表した論文では、イギリスのブリストル周辺に住み、一九九一〜一九九二年の間に出産予定だった約一万二〇〇〇人の妊婦さんのデータを解析しています。研究対象者の九八%以上は白人です。妊婦さんに一週間でどのくらいの量の魚を食べているか聞き、生まれた子どもの認知機能を調べました。その結果、週に三四〇グラム以下しか魚を食べていないグループでは、八歳時点での言語性知能指数が低かったり、行動問題のスクリーニングテストの点数が悪かったりする子が多いことがわかりました。[*29]

一方で、二〇一〇年にオーストラリアの研究者が発表した論文では、違う結果になりました。二〇〇五～二〇〇八年にかけてオーストラリアの五つの産院に通っていた約二四〇〇人の妊婦さんを二つのグループに分け、ＤＨＡ八〇〇ミリグラムとＥＰＡ（ＤＨＡと同じオメガ三脂肪酸の一つ）一〇〇ミリグラムの入ったカプセル、またはプラセボ（有効成分の入っていない比較対象）のカプセルを妊娠二一週前から出産まで飲んでもらいました。生まれた子が一歳半、四歳、七歳になった時点で発達や知能指数を調べましたが、二つのグループで差は認められなかったのです。[*30]

魚を摂取することが赤ちゃんの発達にいい影響を与えるかどうか、まだ結論は出ていません。しかし少なくとも、ＤＨＡが不足しないようにすることは重要でしょう。また、ＤＨＡのサプリメントが必ずしも同じような効果を発揮するかははっきりしないようです。魚に含まれるタンパク質やビタミン、セレンなどがいい影響を与えている可能性もあります。

もちろんサプリメントで摂取するのもよい方法です。しかし、日本では欧米に比べて魚を日常的に摂取する文化があるため、食事から摂取するのもさほどハードルは高くありません。

ＤＨＡはイワシやサバにたくさん含まれる

それでは、具体的にどんな魚をどのくらい食べるのがいいでしょうか？

厚生労働省の基準では、妊婦さん・授乳中のお母さんの摂取目安量はオメガ3の脂肪酸全体で一・八グラムです。[*4] ＤＨＡだけの摂取量は、世界的には一日に二〇〇ミリグラム以上が目安です。[*31] この量は、魚を食べさえすれば意外と簡単に摂取できます。たとえば、焼魚一〇〇グラムあたりのＤＨＡ量は、サケなら五一〇ミリグラム、イワシなら九八〇ミリグラム、サバなら一〇〇〇～一五〇〇ミリグラムです。[*24]

むしろ、ここで注意していただきたいのはメチル水銀です。メチル水銀は脳に障害を引き起こす可能性のある、有害な物質です。魚などを通して摂取すると、その九五％以上が吸収され、胎盤を通り抜けて胎児の身体にも入ってしまいます。一九五〇年代に起こった水俣病は、工場から海へ排出された多量のメチル水銀が原因でした。現在では工場からの排水による汚染はありませんが、**メチル水銀は海や湖などで微生物によって作られるので、微量ながら魚に含まれています。**

魚に含まれるメチル水銀は、マグロなど食物連鎖の頂点にいる魚でやや濃度が高くなっています。通常食べる分には問題ないのですが、お腹の赤ちゃんは影響を受けやすいので、妊婦さんは食べすぎを避ける必要があります。

厚生労働省は妊婦さんに向けて魚の摂取量の目安を示していますが[*32]、東北大学の仲井邦彦教授らの研究によると、東北地方沿岸に住むお母さんの約一八%が目安量を超える魚を摂取していたそうです[*33]。また、出産後にお母さんから採取した毛髪のメチル水銀濃度が高かったグループでは、一歳半時点の運動発達の点数が約五%低く、三歳半時点での知的能力の点数が男の子のみ約一〇%低いことがわかりました。

水銀濃度が魚によってどのくらい違うかというと、たとえば一〇〇グラム中の量にして、サケ二・七マイクログラム、イワシ二・五マイクログラム、サバ一六・六マイクログラム程度であるのに対し、メバチマグロ七三・三マイクログラム、キンメダイ六八・四マイクログラムとなっています。主にツナ缶に使われているキハダマグロは一七・九マイクログラムと低めです[*34]（数値は全て平均値、有害なのはメチル水銀ですが、データ数が少ないので総水銀量を記載しています）。

世界保健機関（ＷＨＯ）によると、メチル水銀の安全な摂取量は、体重五〇キログラムの人で週に八〇マイクログラムとされています[*35]。日本人の場合、魚介以外からの摂取量も一日一マイクログラム程度ありますが、サケ・イワシ・アジなどは毎日一〇〇グラム食べても問題ありません。サバや、ツナ缶の主な原料であるキハダマグロは一〇〇グラムほど食べると一日量を超えてしまいますが、毎日それればかり食べるのでなければ大丈夫でしょう。スーパーで手に入りやすい魚でも、マグロ類、メカジキ、キンメダイなどは注意が必要です。これらを食べる場合は週一回程度にしてください。

サンマや南半球産のサケが安全

もう一つ、知っておいていただきたいのがダイオキシン類についてです。ダイオキシン類は、発がんを促進したり、生殖機能や免疫機能に悪影響を与えたりする物質です。日本では一日摂取量の約九〇%を魚介類が占めています。[*36] 母乳中のダイオキシンは、二〇一〇年には一九八〇年頃の五分の一程度に減少しており、[*37] 汚染は改善傾向にあるようです。さまざまな種類や産地の魚をバランスよく食べる分には、特別にダイオキシン汚染を気にする必要はありません。

しかし偏った種類の魚ばかり食べると、ダイオキシン濃度が高くなってしまう可能性もあり、注意が必要です。魚のダイオキシン濃度は、比較的濃度の高い四種（養殖ウナギ、カタクチイワシ、コノシロ、スズキ）について調査したデータがあります[*38]。これによると、体重五〇キログラムの人が一日に一〇〇グラム食べても、一日摂取量の上限を超えることはありません。しかし、世界保健機関はこの摂取量上限を現在の四分の一まで減らすことを提言しており[*39]、コノシロやスズキはこのラインを超えてしまいます。

メチル水銀もダイオキシン類も生物濃縮される物質です。東北大学の仲井教授は、「寿命の短い、食物連鎖の低位の魚が安全」と言います。たとえば、サケやサンマなどです。外国産のものであれば、工業国が多く海洋汚染のある北半球より、南半球産のものがいいという意見もあります。

ＤＨＡは赤ちゃんの神経発達に重要な成分で、妊娠中も意識して摂りたい栄養素です。しかし、毎食魚を食べる必要はありません。マグロ類などメチル水銀の多い魚は週一回までの摂取にとどめ、いろいろな種類をバランスよく、週三〜四回食べることを目標にしましょう。

＊32　厚生労働省．これからママになるあなたへ　お魚について知っておいてほしいこと［http://www.mhlw.go.jp/topics/bukyoku/iyaku/syoku-anzen/suigin/dl/100601-1.pdf］
＊33　Tatsuta N, Murata K, Iwai-Shimada M, Yaginuma-Sakurai K, Satoh H, Nakai K. Psychomotor ability in children prenatally exposed to methylmercury: The 18-month follow-up of Tohoku study of child development. The Tohoku journal of experimental medicine. 2017;242(1):1-8.
＊34　厚生労働省．魚介類に含まれる水銀の調査結果（まとめ）［https://www.mhlw.go.jp/topics/bukyoku/iyaku/syoku-anzen/suigin/dl/050812-1-05.pdf］
＊35　WHO. Evaluation of certain food additives and contaminants. Sixty-seventh report of the Joint FAO/WHO Expert Committee on Food Additives. 2007.
＊36　環境省．平成18年度ダイオキシン類の蓄積・ばく露状況及び臭素系ダイオキシン類の調査結果について［http://www.env.go.jp/press/files/jp/11551.pdf］
＊37　関係省庁パンフレット「ダイオキシン類」2012［https://www.env.go.jp/chemi/dioxin/pamph/2012.pdf］
＊38　農林水産省．平成27年度水産物中のダイオキシン類の実態調査結果［http://www.maff.go.jp/j/syouan/tikusui/gyokai/g_kenko/busitu/attach/pdf/170120-1.pdf］
＊39　環境庁．ダイオキシンの耐容一日摂取量（TDI）について（概要）［https://www.env.go.jp/chemi/dioxin/report/TDI/gaiyo.html］

randomised controlled trial. BMJ. 2007 Feb 24;334(7590):409.
＊22 Buscicchio G, Piemontese M, Gentilucci L, Ferretti F, Tranquilli AL. The effects of maternal caffeine and chocolate intake on fetal heart rate. J Matern Fetal Neonatal Med. 2012 May;25(5):528-30.
＊23 May PA, Blankenship J, Marais AS, Gossage JP, Kalberg WO, Joubert B, et al. Maternal alcohol consumption producing fetal alcohol spectrum disorders (FASD): quantity, frequency, and timing of drinking. Drug Alcohol Depend. 2013 Dec 1;133(2):502-12.
＊24 文部科学省．日本食品標準成分表2015年版（七訂）[http://www.mext.go.jp/a_menu/syokuhinseibun/1365297.htm]
＊25 独立行政法人国民生活センター．高カカオをうたったチョコレート [http://www.kokusen.go.jp/news/data/n-20080206_2.html]
＊26 Innis SM. Impact of maternal diet on human milk composition and neurological development of infants. The American journal of clinical nutrition. 2014 Mar;99(3):734S-41S.
＊27 Innis SM. Dietary (n-3) fatty acids and brain development. The Journal of nutrition. 2007 Apr;137(4):855-9.
＊28 Kuipers RS, Luxwolda MF, Offringa PJ, Boersma ER, Dijck-Brouwer DA, Muskiet FA. Fetal intrauterine whole body linoleic, arachidonic and docosahexaenoic acid contents and accretion rates. Prostaglandins, Leukotrienes and Essential Fatty Acids. 2012 Jan-Feb;86(1-2):13-20.
＊29 Hibbeln JR, Davis JM, Steer C, Emmett P, Rogers I, Williams C, et al. Maternal seafood consumption in pregnancy and neurodevelopmental outcomes in childhood (ALSPAC study): an observational cohort study. The Lancet. 2007 Feb 17;369(9561):578-85.
＊30 Makrides M, Gibson RA, McPhee AJ, Yelland L, Quinlivan J, Ryan P. Effect of DHA supplementation during pregnancy on maternal depression and neurodevelopment of young children: a randomized controlled trial. Jama. 2010 Oct;304(15):1675-83.
＊31 Koletzko B, Cetin I, Brenna JT, Group PLIW. Dietary fat intakes for pregnant and lactating women. The British Journal of Nutrition. 2007 Nov;98(5):873-7.

al. Impact of influenza exposure on rates of hospital admissions and physician visits because of respiratory illness among pregnant women. Canadian Medical Association Journal. 2007 Feb 13;176(4):463-8.

＊12 Madhi SA, Cutland CL, Kuwanda L, Weinberg A, Hugo A, Jones S, et al. Influenza vaccination of pregnant women and protection of their infants. New England Journal of Medicine. 2014 Sep;371(10):918-31.

＊13 Dabrera G, Amirthalingam G, Andrews N, Campbell H, Ribeiro S, Kara E, et al. A case-control study to estimate the effectiveness of maternal pertussis vaccination in protecting newborn infants in England and Wales, 2012-2013. Clin Infect Dis. 2015 Feb 1;60(3):333-7.

＊14 WHO. Listeriosis［https://www.who.int/news-room/fact-sheets/detail/listeriosis］

＊15 Pouillot R, Hoelzer K, Jackson KA, Henao OL, Silk BJ. Relative risk of listeriosis in Foodborne Diseases Active Surveillance Network (FoodNet) sites according to age, pregnancy, and ethnicity. Clin Infect Dis. 2012 Jun;54 Suppl 5:S405-10.

＊16 CDC. Listeria［https://www.cdc.gov/listeria/outbreaks/index.html］

＊17 Administration US FaD. FDA Releases Reports on Avocado and Hot Pepper Sampling.

＊18 松尾加代子，釜井莉佳，後藤判友，高島康弘，永宗喜三郎．生食ブームに潜むリスク：食肉のトキソプラズマ汚染の実態［https://www.pref.gifu.lg.jp/kurashi/shoku/shokuhin/22513/gakkai-tou-happyou.data/25-05.pdf.］

＊19 May PA, Blankenship J, Marais AS, Gossage JP, Kalberg WO, Joubert B, et al. Maternal alcohol consumption producing fetal alcohol spectrum disorders (FASD): quantity, frequency, and timing of drinking. Drug Alcohol Depend. 2013 Dec;133(2):502-12.

＊20 Savitz DA, Chan RL, Herring AH, Howards PP, Hartmann KE. Caffeine and miscarriage risk. Epidemiology. 2008 Jan;19(1):55-62.

＊21 Bech BH, Obel C, Henriksen TB, Olsen J. Effect of reducing caffeine intake on birth weight and length of gestation:

第一章　注

＊1　厚生労働省．神経管閉鎖障害の発症リスク低減のための妊娠可能な女性等に対する葉酸の摂取に係る適切な情報提供の推進について [https://www.mhlw.go.jp/www1/houdou/1212/h1228-1_18.html]

＊2　Czeizel AE, Metneki J, Dudas I. The effect of preconceptional multivitamin supplementation on fertility. Int J Vitam Nutr Res. 1996;66(1):55-8.

＊3　Wong WY, Merkus HM, Thomas CM, Menkveld R, Zielhuis GA, Steegers-Theunissen RP. Effects of folic acid and zinc sulfate on male factor subfertility: a double-blind, randomized, placebo-controlled trial. Fertil Steril. 2002 Mar;77(3):491-8.

＊4　厚生労働省．日本人の食事摂取基準 2015 年版 [https://www.mhlw.go.jp/stf/shingi/0000041824.html]

＊5　Whitrow MJ, Moore VM, Rumbold AR, Davies MJ. Effect of supplemental folic acid in pregnancy on childhood asthma: a prospective birth cohort study. Am J Epidemiol. 2009 Dec;170(12):1486-93.

＊6　Crider KS, Cordero AM, Qi YP, Mulinare J, Dowling NF, Berry RJ. Prenatal folic acid and risk of asthma in children: a systematic review and meta-analysis. Am J Clin Nutr. 2013;98(5):1272-81.

＊7　Recommendations to prevent and control iron deficiency in the United States. Centers for Disease Control and Prevention. MMWR Recomm Rep. 1998 Apr 3;47(RR-3):1-29.

＊8　Tamura T, Goldenberg RL, Hou J, Johnston KE, Cliver SP, Ramey SL, et al. Cord serum ferritin concentrations and mental and psychomotor development of children at five years of age. J Pediatr. 2002 Feb;140(2):165-70.

＊9　Scholl TO, Hediger ML, Fischer RL, Shearer JW. Anemia vs iron deficiency: increased risk of preterm delivery in a prospective study. Am J Clin Nutr. 1992 May;55(5):985-8.

＊10　Nordin JD, Kharbanda EO, Benitez GV, Lipkind H, Vellozzi C, DeStefano F, et al. Maternal influenza vaccine and risks for preterm or small for gestational age birth. The Journal of pediatrics. 2014 May;164(5):1051-7. e2.

＊11　Dodds L, McNeil SA, Fell DB, Allen VM, Coombs A, Scott J, et

第二章

母乳育児の「神話」を真に受けないために

妊娠生活が終わり、やっと出産したと思ったところで始まるのが、毎日の育児です。赤ちゃんが小さい頃は、とにかく母乳やミルクを与えること、そしてオムツ替えがお世話のほとんどを占めています。

赤ちゃんに母乳を与えている場合は、ママの食生活が、母乳の成分に影響することがあります。でも、ただでさえストレスのかかる育児中です。食生活も、あれもダメ、これもダメと制限ばかりで窮屈《きゅうくつ》になっていると、疲れてしまいますよね。

授乳のトラブルを防ぐために、そして赤ちゃんに最適な栄養を与えるために、本当に気をつけなければいけないポイントとは、いったい何なのでしょうか？

また、ミルク育児をしている場合に大変なのは、毎日の哺乳瓶《ほにゅうびん》の管理だと思います。哺乳瓶を一度使うたびに、煮沸《しゃふつ》したり電子レンジにかけたり、消毒液につけたりと、消毒の手間も大変なものです。

でも、赤ちゃんは決して無菌の状態でいるわけではありません。哺乳瓶は、いったいどのくらい消毒しなければいけないものなのでしょうか？

こういった授乳やミルク育児にまつわるよくある疑問について、この章ではできるだけ科学的に解説していきたいと思います。

アルコールと赤ちゃん

授乳中、お酒は絶対飲んではいけない ⬇ ✕ NG!

授乳中のアルコールについても、妊娠中と同様に「できれば避けたほうがいい」「このくらいなら大丈夫」などいろいろな意見があるので、混乱してしまうかもしれません。

そもそも、ママが摂取したアルコールは、どのくらい母乳に出てくるものなのでしょうか?

実は、吸収されたアルコールは母親の血中からすみやかに母乳中に入っていき、母乳中の濃度は母親の血中とほぼ同じになることがフィンランドの研究からわかっています。[*1]

たとえば五〇キロのママが三〇グラム、つまりビール五〇〇ミリリットル程度のアルコールを摂取して三〇〜九〇分後に赤ちゃんが二〇〇ミリリットルの母乳を飲んだとします。

すると、**赤ちゃんは母乳を介して約〇・一五グラムのアルコールを摂取することになります。これを体重あたりで換算すると、ママが摂取したアルコールのおよそ五パーセントになります。**

そのため、授乳中のママがアルコールを多量に摂取すると、赤ちゃんも母乳を介してある程度の量のアルコールを摂取することになり、短期的には赤ちゃんが傾眠状態になったり、ホルモンバランスが崩れたりする可能性があります。しかしこれまでの研究では、長期的にどのような影響があるか、また赤ちゃんの発達にどんな影響があるかは、まだ意見が一致していません。

母親のアルコールが増えると、子どもはどうなるか？

一つの例として、オーストラリアの研究者によって発表された、授乳中のアルコール摂取と子どもの認知能力についての研究結果をご紹介しましょう。[*2]

この研究では、五一〇七人の赤ちゃんとその母親について、二〇〇四年から二年ごとに追跡した結果を解析しています。その結果、母親のアルコール摂取量が増えるほど、子どもが六〜七歳になったときの非言語的推理力（複数の図形から法則性を見つけて穴埋めする問題）の点数が下がっていることがわかりました。

この研究では、母親のアルコール摂取量をアンケート形式で点数付けしています。お酒を飲んだ量が少ない場合、たとえば「去年は飲んでいない」「月に一回以下」などと答えた母親でも、「全く飲んでいない」人に比べて一点ずつ点数が上がるようになっています。それでも、アルコール摂取量の点数が増えるほど悪影響があるという結果になっていたのです。

つまり、授乳中にアルコールを飲めば、それがたまにであっても、赤ちゃんに影響する可能性があります。同じ量のアルコールを飲んでも、ママの体格によって母乳中の濃度は変わってきますし、アルコールの代謝能力は個人差も大きいです。どのくらいのアルコールなら飲んでいい、という一定の見解はありません。

それでは、実際どのくらいの影響があったのでしょうか？　六〜七歳時点での非言語的推理力の点数の中央値は一四点でしたが、アルコール摂取量のスコアが一点増えると、非言語的推理力のスコアが〇・一一点下がる、という結果になっています。さらに、その影響は一〇〜一一歳時点では消失しています。

授乳中のアルコール摂取の影響は非常に大きいとはいえず、これまでの研究結果からは、少しでも飲んだら大変なことになる、とまではいえないようです。

大前提として、アルコール摂取は少なければ少ないほどいい、というのが私の意見です。ただ、この意見には、私がそれほどアルコールを好きではないことも、多少影響しているかもしれません。

お酒を飲まないことがほとんどストレスにならないママもいれば、ものすごくストレスになるという方もいらっしゃると思います。**お酒をときどきちょっとでも飲めば、それだけでリラックスして笑顔で育児を楽しめる、ということであれば、その方が総合的に赤ちゃんのためになる場合もある**のかもしれません。

また、一般的にお酒に弱いというと、お酒を飲むとすぐ顔が赤くなる人を思い浮かべるかもしれません。しかしこれはアルコールではなく、アルコールの代謝産物であるアルデヒドの代謝速度が影響しています。日本人の約半数はアルデヒドの代謝が遅いのですが、アルデヒドは母乳中には分泌されないといわれていますので、[*1] これは少し安心材料かもしれません。逆に、顔が赤くならないタイプでも、お酒が残りやすい人はアルコール自体の代謝が遅いのかもしれず、要注意です。

母乳中のアルコール濃度は、アルコール摂取から三〇～六〇分後が最大となるといわれています。[*1*3] もし、**どうしてもお酒を飲みたいという場合は、アルコール濃度の高くないものをグラス一杯程度にとどめ、授乳するまでに二～二時間半以上の時間をあける**と、影響を少なくすることができるといわれています。

個人差も大きい部分ですが、授乳中はお酒を飲まないことにするのか、飲むとしたらどのくらい飲むのか、リスクを知った上で判断していただけたらと思います。

カフェインと赤ちゃん
授乳中、カフェインは一切摂るべきではない

↓

✕ NG!

授乳中のカフェイン摂取についても、あまり気にせず摂取していいとする意見と、控えたほうがいいという意見がありますね。たしかに現在では、授乳中にママがカフェインをある程度摂取しても、赤ちゃんに大きな影響はないという意見が主流です。ある程度というのは、「コーヒー一〜二杯」が目安になっています。しかし、大きな影響がないといっても、少しは影響がある可能性があるのか気になる方もいらっしゃるかもしれません。

研究では、生後三〜六カ月頃までは、カフェインの代謝が大人より遅いことがわかっています。

たとえば、一九七九年のカナダの研究では、治療のためカフェインを摂取している、生後八日から八カ月の赤ちゃん一〇人を対象に、尿中のカフェインの量を調べました。[*4] すると、

生後三カ月頃までは八割以上のカフェインがそのままの形で尿中に排出されていましたが、その後は代謝された形で排出されるようになっていきました。七～八カ月頃には、大人と同じレベルの代謝能力となり、九割以上のカフェインは代謝された形で排出されていました。

　また、一九八五年のアメリカの研究では、新生児の赤ちゃんとその母親を対象に、母親のカフェイン摂取量と赤ちゃんの血中カフェイン濃度を調べています[*5]。母親は最初の五日間に一日七五〇ミリグラムのカフェインを摂取し、次の四日間はカフェインを摂取しないようにしました。すると、母親がカフェインを五日連続で摂取した後の母乳中のカフェイン量は、最も低い母親では検出できない量で、最も高い場合で二八・六マイクログラムでした。また、赤ちゃんの血中のカフェイン濃度は、最も高い子でも一ミリリットルあたり三・二マイクログラムでした。その後四日間カフェインを摂取しないと、母乳中のカフェイン量は検出できないくらいに下がりましたが、二人の赤ちゃんでは、五日目と変わらないくらいの量のカフェインが血中から検出されました。**月齢の低い赤ちゃんでは、一度カフェインを摂取すると、排出に何日も時間がかかることがある**ということです。

　しかし、七五〇ミリグラムとか五〇〇ミリグラムというのは、コーヒー五～九杯分とかなり多い量です。もっと少ない量だと、どうなるでしょうか。

一九七九年のアメリカの研究[*6]では、母親が一五〇ミリグラムのカフェインを摂取すると、その三〇分後には母乳中のカフェイン濃度は一ミリリットルあたり一・一～二・三マイクログラムになることを示しています。コーヒー一杯のカフェイン量が九〇ミリグラム程度なので、コーヒーを飲んだ後の母乳中のカフェイン量として、かなり実際に近い数字だと考えられます。この研究では赤ちゃんの血中カフェイン濃度は調べられていませんが、体重五キロの赤ちゃんが母乳二〇〇ミリリットルを飲んでも、摂取するカフェインの量は体重一キログラムあたり〇・〇八ミリグラムとなります。これは、体重五〇キロの大人がコーヒー一杯分のカフェインを摂取した場合の、二〇分の一程度です。体重あたりの割合で考えても、かなり少量といえるでしょう。

ママがコーヒーを飲むと、赤ちゃんは眠れなくなる？

カフェインが赤ちゃんに及ぼす影響を実際に調べた研究もあります。

二〇一二年にブラジルから発表された論文では、ママが摂取したカフェインによって、赤ちゃんの睡眠が妨《さまた》げられることがあるのかどうかを調べています。[*7] この研究では、八八五人の母親を対象に、出産時と産後三カ月後にインタビューを行い、カフェイン飲料の摂取量を聞きました。産後三カ月のときには、インタビュー前の一五日間に赤ちゃんがどのくらい寝ているかも合わせて聞いています。すると、特に産後にカフェインを一日三〇〇ミリグラム以上摂取していると、赤ちゃんが夜に三回以上起きるリスクが高くなる傾向にはありましたが、統計的に明らかな差があるとはいえず、証明はされませんでした。

カフェインには、眠気覚ましの効果だけでなく心拍数の増加などさまざまな体への影響がありますが、赤ちゃんが母乳を通して摂取する量は、先にご説明した通りかなり少ない量です。夜泣きに限らず、この程度の量ではっきりとした影響が出るとは考えにくいと思います。

私が授乳していたときは、紅茶や緑茶、ココアは普通に飲み、コーヒーはできるだけカフェインレスのものにしていました。ただ、赤ちゃんが小さいうちは、大人よりカフェインを分解する力が弱いので、特に赤ちゃんの夜泣きで困っているなら、コーヒーを控えるのがやはりおすすめです。

赤ちゃんが六カ月を過ぎたら二～三杯までなら気にする必要はなさそうですが、もし気をつけるとしたら、コーヒーを飲むならできるだけ午前中、特に授乳直後に飲むようにすると、より安心だと思います。

母乳育児と乳腺炎

お餅や洋食を食べすぎると乳腺炎になる

✕ NG!

授乳中は、お餅を食べてはダメ、脂《あぶら》っこい洋食を食べてはダメ、和食が一番、などと聞いたことはありませんか？　実際、授乳中のママの中には、お餅を食べると乳腺炎になりやすいから我慢している、という方もよくいらっしゃるようです。

しかし実は、**食事内容が乳腺炎のリスクになるという科学的根拠は、現在のところありません。**

乳腺炎とは、乳房が詰まって痛みを伴《ともな》って腫《は》れることに加え、発熱など全身症状が起こる病気です。授乳中のママの二〜一〇パーセントがかかるといわれています。その原因は、授乳間隔が空いてしまったり、赤ちゃんの吸着が適切でなかったりすることにより、母乳がうっ滞（たまったり、停滞してしまう状態）することです。しかし、特定の食事、たとえばお餅やケーキなどによって、母乳の出口である乳管が詰まりやすくなる、という経験談はまだまだ根強いようです。いくつかネットの記事を見ていると、その理由としては「血液がドロドロになり、その血液から作られる母乳がドロドロになるから」というような記載がされていました。

食事の内容で母乳がドロドロになる⁉

実際には、これまでの医学研究からは、母親の食事によって母乳の糖分や脂質の量が大きく影響されることはないことがわかっています。

二〇一二年に発表された論文では、フィリピンのセブ市で一〇二人の授乳中の母親を対象に調査を行っています。[*8] 研究者たちは、母親たちに一日の食事内容をインタビューして、脂質・タンパク質・糖質をどのくらい摂取しているか調べました。さらに母乳のサンプルを集めて成分を分析し、食事内容との関係を調べました。すると、母親の食事の糖分や脂肪分が多かったからといって、母乳中の糖分や脂肪分が増えるわけではないことがわかりました。

この論文の中では、さまざまな国で母乳の成分を調べた研究結果がまとめられています。それによると、母乳一〇〇ミリリットル中の脂質はおよそ二・八〜四・七八グラム、糖質は六・五〜八・〇グラム、タンパク質は〇・九〜一・五グラムほどの範囲になっています。世界中に授乳中のママはいて、いろいろな食事を食べています。和食を日常的に食べているのは日本人だけでしょう。しかし一番ばらつきが大きい脂質を考えてみても、一〇〇ミリリットル中に小さじ半分ほどの違いしかありません。このことからも、食事内容によって母乳がドロドロになるのは考えにくいことだとわかります。

たとえばお餅をよく食べるのはお正月ですが、来客があったり、帰省したりと、普段と違う過ごし方をする場合も多いです。授乳間隔が空いてしまったり、ママの疲れがたまってしまったりすることで乳腺炎になったとしても、お餅が原因と勘違いされてしまうのだと思います。ケーキを食べるタイミングも、普段と違ってお出かけをしたときかもしれませんし、とにかく甘いものが食べたいくらい疲れているときかもしれません。お餅やケーキ、洋食を食べた後に乳腺炎になることはあると思いますが、**だからといって食べ物が原因とはいえないのです。**

もちろん、授乳中はタンパク質やビタミン・鉄分など、十分な栄養素を摂ることは大切ですが、お餅やケーキ、洋食を禁止する合理的な理由はありません。不必要な食事制限はやめて、ストレスなく母乳育児を続けていきましょう。

母乳の「味」と「匂い」

脂っこい料理を食べると、母乳がまずくなる。白米が一番

↓

× NG!

母乳育児をしているママの食事については、乳腺炎だけでなく、母乳の「味」に影響を与えるという説があります。ネットを検索すると、ママが脂っこい食事を食べると母乳が「まずく」なるとか、「おいしい」母乳にするためには白米が一番、という説が多いようです。

私は妊娠中、母親の食事内容によって母乳の成分はたいして変わらないという知識を持っていました。これは、前の節でお話ししたとおりです。そこで、それこそカレーでもなんでも食べていたのですが、夫が「本当にそうなの？　何食べても全く変わらないなんていうこと、ある？」と言うのです。

そこできちんと反論すべく、味についても調べることにしました。

おいしさにはいくつもの構成要素がありますが、味覚だけでなく香り（風味）が非常に重要のようです。糖分や脂肪分の割合にあまり差がなければ、味（味覚）にも大きな差はない

と予想できますが、匂いはまた別と考えられます。

母乳の匂いは食事によって変わるが……

さて、母乳の匂いはママの食事内容によって変わるのでしょうか？

一九九一年にアメリカから発表された、母乳の匂いに関する研究結果があります[*9]。この研究では、八人の母親が、一・五グラムのにんにくエキスが入ったカプセル、またはプラセボのカプセルを飲みました。その前後数時間の母乳を採取してその匂いを調べるとともに、赤ちゃんの母乳の飲み具合を検証しています。匂いの判定は一一人の成人の判定人によって行われました。その結果、プラセボカプセルを飲んだ前後では匂いに変化はなかった一方で、にんにくカプセルを飲んだ二〜三時間後の母乳はにんにくのような匂い、または強い匂いがすることがわかりました。**母乳の匂いは、実際にママの食事によって、変わるのです！**

それでは、赤ちゃんの飲み具合はどうだったのでしょうか？　この研究では、にんにくカプセルを飲んだ時のほうが、赤ちゃんがおっぱいに吸い付いている時間は長く、吸う回数も多いという結果になっています。一般的なイメージとは違い、**にんにくの匂いだから「まずくて」飲まないのではなく、逆に赤ちゃんはよく飲んだ**というのです。

そもそも、赤ちゃんが好む匂いとは、どんなものなのでしょうか？

実は、赤ちゃんはママのお腹の中でかいでいた羊水の匂いを好むことがわかっています。一九九八年にフランスから発表され論文では、生後数日の赤ちゃんの近くに、母親の羊水または水を染み込ませたガーゼパッドを置いて、赤ちゃんがどちらのガーゼパッドの方向を向くかを調べています。[*10] その結果、赤ちゃんは母親の羊水が染み込んだパッドの方向をよく向くという結果になりました。また、母親の羊水と他の女性の羊水で比べると、やはり母親の羊水のパッドの方向を向くこともわかりました。

そして羊水の匂いにも、ママの食事が影響するという研究が一九九五年に発表されています。研究を行ったのは、前述の母乳の匂いの研究を行ったのと同じメネラ博士です。[*11] この研究では、羊水検査を行う予定の妊婦一〇人を二グループに分け、羊水検査のおよそ四五分前に、にんにくエキスの入ったカプセルまたはプラセボのカプセルを飲んでもらいました。プラセボを飲んだ妊婦と、にんにくエキスカプセルを飲んだ妊婦の羊水をペアにして、どちらのほうがにんにくの匂いがするか、一三人の判定人が匂いの判定を行っています。すると、五組中四組で、にんにくエキスカプセルを飲んだ妊婦の羊水のほうが、にんにくの匂いがするという結果になったのです。

ここまで、研究結果からいえることを整理してみましょう。まず、ママの食事の匂いは母乳の匂いに影響を与えるけれど、大人に一般的に好まれる匂いを赤ちゃんが好むとは限りません。そして、実は生まれたばかりの赤ちゃんが好む匂いとは、ママの羊水の匂いであることがわかりました。さらに、ママの羊水の匂いは、やはりママの食事に影響される、ということがわかってきました。

それでは、ママがよく食べる食事の匂いを、羊水や母乳を通じて赤ちゃんが感じ、結果としてその匂いを好きになる、ということはあり得るのでしょうか?

メネラ博士はこのように考え、二〇〇一年にさらなる研究結果を発表しています[*12]。この研究では、四七人の妊婦を三グループに分け、それぞれ期間を決めて、週四日、一日三〇〇ミリリットルの人参《にんじん》ジュースを飲んでもらいました。人参ジュースを飲む期間は、一つのグループでは妊娠後期の三週間、もう一つのグループでは赤ちゃんが生まれてから生後二カ月まで。残りのグループでは人参ジュースは飲まずに水を飲んでもらうことにしました。そして赤ちゃんの離乳食が始まって一カ月ほど経ったところで、プレーンのシリアルと人参ジュース入りシリアルを赤ちゃんに食べさせてその様子を観察します。すると、母親が人参ジュースを飲んでいたグループのほうが、赤ちゃんが人参シリアルを食べた時に嫌な顔をする回数が少なく、食べた量も多かったのです。また、その傾向は特に妊娠後期に人参ジュースを飲んでいたグループで強く見られました。

これらの研究を参考にすると、ママの食事の匂いが羊水や母乳を通じて赤ちゃんに伝わることは、あり得ると考えられます。しかし、だからといって洋食や脂っこい食事を食べると赤ちゃんが母乳をまずく感じる、というわけではないようです。

たしかに普段の食卓では肉や乳製品が多くなりやすいので、野菜や魚を積極的に食べるようにするのはいいかもしれません。とはいえ、大事なのはバランスです。妊娠中や授乳中のママが、ストレスにならない程度にいろいろな物をバランスよく食べると、赤ちゃんにもさまざまな風味の経験をさせてあげることができるかもしれません。

母乳育児の落とし穴
母乳の栄養はパーフェクトである

↓

✕

NG!

母乳育児にはたくさんのメリットがありますが、実は隠れた落とし穴もあります。**近年増えているのが、赤ちゃんのビタミンD不足です。**

二〇一七年九月の日本外来小児科学会では、母乳栄養の赤ちゃんの七五パーセントがビタミンD不足であるという研究結果が発表されました。[*13] **ビタミンDが不足すると、骨の変形や成長障害を起こす「くる病」という病気になる**ことがあります。くる病は戦後間もない時期によく見られましたが、その後減少し、二〇年前にはほとんど確認されていませんでした。しかし、ここ十数年で再び患者が増えているのです。[*14]

母乳は赤ちゃんにとってたくさんのメリットがありますが、実は完璧な栄養というわけではありません。もともと**母乳にはビタミンDとビタミンK、鉄分が足りない**のです。たとえば厚生労働省の基準では、ビタミンDの摂取目安量は乳児で五・〇マイクログラムです。[*15] 育児用ミルクには一リットルあたり一〇マイクログラム前後のビタミンDが含まれているのに対し、母乳は〇・一六〜一・五マイクログラム程度と、とても少ないのです。[*16] 母乳を一日一リットル飲んでいたとしても、十分な量には達しません。

近年、ビタミンD不足の子どもが増えている！

それでも、母乳で育つ子どもは昔からたくさんいたはずです。なぜ、最近になってくる病の子が増えてきているのでしょうか？　これには、**アレルギーを恐れた食事制限や、日光浴**

の不足が影響していると考えられています。

たとえば、離乳食が始まっている赤ちゃんであれば、ビタミンDを食事から摂取することができます。ビタミンDは魚やきのこ、卵に多く含まれています。たとえば、イワシやサンマ一尾に約一五マイクログラム、鮭一切れに約二六マイクログラム、まいたけ一〇〇グラムに約五マイクログラム、卵黄一個に約一マイクログラムです。しかし、卵などの食品を制限してしまうと、ビタミンDは不足しやすくなります。**アレルギーを防ぐために卵などの食品の摂取を遅らせることは、現在推奨されていません。**もちろん最初は少量ずつ食べさせるなどの注意が必要ですが、卵の黄身や白身魚は、アレルギー症状などの問題がなければ積極的に食べさせてみてはいかがでしょうか？　白身魚の場合、タラにはビタミンDが少ないので、カレイやシラスがおすすめです。

また、**赤ちゃんの日光浴で紫外線を浴びることもとても大切**です。紫外線というと、悪者のイメージがあるかもしれません。以前は母子手帳でも日光浴が推奨されていたのですが、一九九八年以降は「外気浴」という言葉に変わっていますし、赤ちゃん用の日焼け止めも多数販売されています。これは、紫外線の悪影響が認識されるようになってきたからです。たしかに子どもの日焼けは、しわやしみなどの皮膚老化を早める・将来、皮膚ガンを起こしやすくなる・目の病気を起こしやすくなるといったデメリットがあるので[*17]、皮膚が赤くなるほどの日焼けは避けるべきです。

しかし、**紫外線は、皮膚に当てることでビタミンDを作り出す**という大切な役割もあります。

国立環境研究所が二〇一三年に発表したデータによると、五・五マイクログラムのビタミンDを作り出すのに必要な日光浴は、晴天の七月の正午なら札幌・つくば・那覇でそれぞれ、四・六分、三・五分、二・九分、晴天の一二月の正午なら七六・四分、二二・四分、七・五分です[*18]。これは大人が顔と手の甲を露出した場合の時間なので、体の表面積が少ない赤ちゃんの場合は、大人の数倍の時間が必要かもしれません。それでも、夏場は日光浴だけでもかなりのビタミンDを補うことができそうです。逆にいうと、紫外線を極端に浴びない生活をすると、それだけでビタミンDが不足してしまうかもしれません。

私も、ちょっとお散歩に出るだけでも一生懸命日焼け止めを塗っていたママの一人でした。でも、このことを知ってからは、紫外線をそれほど気にしなくなりました。もちろん帽子はかぶせますし、日光に長時間さらされるようなときは日焼け止めを塗りますが、日常的にUVカットのレッグウォーマーをはかせるのはやめて、脚を出すようにしました。

しかし、たとえば**北海道や東北地方に住んでいる秋冬生まれの赤ちゃんは、完全母乳育児の場合、日光浴だけでビタミンDを補うのは難しいかもしれません**。その場合は、サプリメントを飲ませるという方法もあります。たとえば、赤ちゃんが生まれると、病院でビタミンKのシロップをもらって飲ませますね。ビタミンKが不足すると、出血を起こしやすくなるからです。ビタミンDについては病院でもらうことはありませんが、乳児用のビタミンDサプリメントも販売されています。アメリカでは、母乳栄養の赤ちゃんにビタミンDのシロップを飲ませることが推奨されています。

しかし、赤ちゃん用のサプリメントは、まだまだ浸透しているとはいえないようです。たしかに、赤ちゃんに毎日サプリメントのシロップを飲ませるのは、抵抗がある方も多いのかもしれません。

そこで、授乳中のママにビタミンDサプリメントを飲んでもらうことで、母乳を通して赤ちゃんに十分なビタミンDを摂らせてあげることができるかという研究が、二〇一五年にアメリカで行われています[*19]。この研究では、母親に一日一六〇〇マイクログラムのサプリメントを飲ませると、赤ちゃんに一日一〇マイクログラムのサプリメントを直接飲ませるのと同じくらい、赤ちゃんの血液中のビタミンD濃度が上昇することがわかりました。しかし一六〇マイクログラムというのは、かなり多い量です。ビタミンDが過剰になると、血液や尿中のカルシウム濃度が高くなり、腎結石のリスクが上昇するといわれています。この研究ではビタミンD過剰の症状が出た人はいませんでしたが、厚生労働省によるビタミンDの摂取基準量は、授乳婦は一日八・〇マイクログラム、成人の上限は一日一〇〇マイクログラムです。これを考えると、ママが多量のビタミンDサプリメントを飲むよりは、赤ちゃんにサプリメントを飲ませてあげたほうが、合理的ではないかと思います。

まず**大切なのは、紫外線をこわがりすぎず、離乳食は遅らせないこと。**そしてお住まいの場所によっては、赤ちゃんのサプリメントを検討してもいいかもしれません。

母乳とDHA

授乳中は魚を食べて DHAを摂取しなければならない

NG!

第一章では、妊娠中のDHA摂取についてお話ししました。ここでは、赤ちゃんが生まれてからどのようにDHAを摂取していけばいいかについて、お話ししたいと思います。

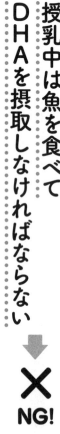

現在販売されている主な育児用ミルクにはＤＨＡが含まれていますが、母乳に入っているＤＨＡの量は、ママの食事内容によって多少変わるようです。ＤＨＡは、不飽和脂肪酸という物質の仲間で、脂肪を構成する成分の一つです。授乳中の食事と乳腺炎の項（80ページ）でお話しした通り、ママの食事によって母乳の脂肪分の合計量はあまり変わりません。しかし、脂肪分としてどんな脂肪酸が含まれているかの割合は、ママの食事内容によって変わることがわかっているのです。[*20]

たとえば、魚を食べるママの母乳はＤＨＡ濃度が高いという研究も複数あります。ナイジェリアと日本の研究者が協力して行った研究では、ナイジェリア人二〇人と日本人五三人の母乳を調べたところ、脂肪酸全体の中のＤＨＡの割合はそれぞれ〇・三四パーセントと〇・五三パーセントで、日本人のほうが高いことがわかりました。[*21]

また、アイスランドでは暗い冬の間にビタミンＤを補給するため、肝油を飲む習慣があるそうです。肝油は魚の肝臓から抽出されるので、一般にＤＨＡも豊富に含まれています。そこで七七人の母親の母乳を調べたところ、肝油を日常的に飲んでいる母親と、そうでない母親の母乳中のＤＨＡは、それぞれ〇・五四パーセントと〇・三〇パーセントで、肝油を飲んでいる母親のほうが高いことがわかりました。[*22]

さらに、母乳中のDHAに関する一〇六の論文をまとめて解析した研究[*23]では、母乳中のDHAが多いのはカナダ北極圏、日本、ドミニカ共和国、フィリピン、コンゴでした。お母さんたちがどのくらいの魚を摂取していたかについてのデータはありませんが、コンゴ以外は全て海に囲まれ、よく魚を食べる地域です。コンゴにはコンゴ川が流れていて、淡水魚をよく食べるようです。一方でDHAが少ないのはパキスタン、南アフリカの都会から離れた地域、カナダ、オランダ、フランスでした。比較的内陸の地域であったり、あまり海産物を食べない文化であったりすることが影響している可能性があります。

サプリメントも効果アリ

また、DHAサプリメントも母乳中のDHA濃度を上げる効果があるようです。一九九六年に発表された研究では、母親に産後五日目からDHA入りのカプセルを飲んでもらったところ、産後三カ月時の母乳中のDHA濃度が上昇していたことがわかりました。DHAの濃度は、飲んでいたDHAの量が多いほど高くなっていました。[*24]

妊娠中はもちろん、母乳で赤ちゃんを育てているママも、しっかりDHAを摂取できるといいのではないかと思います。

それでは、魚からDHAを摂取するとしたら、授乳中はメチル水銀について注意すべきなのでしょうか？　母乳中の水銀濃度は、母親の血中の水銀濃度の五分の一程度であり、[*25]授乳中に水銀が赤ちゃんに与える影響については、それほど心配しなくてよいと考えられています。そのため、日本のガイドラインでは授乳中のママは魚の摂取制限の対象ではありません。しかし、アメリカ食品医薬品局は、妊婦さん、妊娠の可能性がある女性だけでなく、授乳中のママも対象として魚の摂取量のガイドラインを出しています。魚を食べるのがどのくらい一般的かという文化の違いが、ガイドラインの内容の違いに反映されているのでしょう。

私は、**マグロづくし丼と普通の海鮮丼で迷ったら普通の海鮮丼にしておく、**くらいのゆるい感覚で、授乳中も少しだけ水銀に気をつけていました。

気になるようであれば、授乳中のママも、水銀濃度が高めの魚を避けてもよいと思います。一方で、授乳中に水銀濃度の高い魚をちょっと食べたからといって、問題が起こる可能性は低いです。魚の制限でストレスを受けるくらいなら、そこまで気にしなくてもいいでしょう。ご自身の感じ方に合わせて、考えてみてください。

哺乳瓶の消毒について

哺乳瓶は手間暇かけて雑菌をゼロにする

↓

×

NG!

妊娠中にママ向け雑誌や育児書を読んでいて、一番不思議だったのは、哺乳瓶の消毒です。私の持っている育児書では、生後一カ月までは消毒するようにと記載されています。ネットを見ると少なくとも三〜四カ月までとか、離乳食が始まるまでなどと書いてあります。たしかに哺乳瓶を清潔に保つことは必要です。しかし、赤ちゃんといえばしょっちゅう指をしゃぶっているもので、当然指は雑菌だらけなのではないか、という疑問もあります。哺乳瓶を、消毒までする必要は本当にあるのでしょうか？　もし消毒する必要があるとすれば、いつまでやればいいのでしょうか？

スプーンや洗うブラシから感染したケースも

哺乳瓶の消毒は、細菌から赤ちゃんを守るために行うのですが、実はミルクと関連する病気の原因菌はほとんど決まっています。**サカザキ菌とサルモネラ菌**です。現在の製造技術では粉ミルクを無菌にすることはできず、特に土壌や水など環境中に多く存在するサカザキ菌は、どうしても検出されます。日本の粉ミルクの調査では、サカザキ菌が検出されたのは二～四パーセントの検体で、その量も三三グラム中一個と決して多くはありません。しかし、サカザキ菌に一旦感染してしまうと、髄膜炎などといった重症の感染症を起こすことがあるのです。一歳未満の赤ちゃんは感染のリスクが高いといわれていて、特に危険なのは二カ月未満の赤ちゃんや、早産や低出生体重児の赤ちゃん、そして病気などで免疫が抑制されている赤ちゃんです。

これまでにも多くの流行が報告されており、二〇〇四年にはフランスで二人の赤ちゃんが亡くなっています。これを受けて世界保健機関（WHO）が発表した二〇〇七年のガイドラインでは、粉ミルクの調乳は七〇℃以上で行うようにと書かれています。サカザキ菌は、七一～七二℃に加熱すれば、およそ〇・七秒ごとに一〇分の一の数に減らすことができます。これが、調乳温度が変更された根拠です。[*26]

そして実は、哺乳瓶や調乳に使う道具の消毒も、このサカザキ菌の感染を防ぐのが主な目的です。というのも過去には、粉ミルクを溶かすために混ぜたスプーンや哺乳瓶を洗っていたブラシから、粉ミルクを通じてサカザキ菌に感染したと考えられるケースが報告されているからです。サカザキ菌の一部の株は、特にシリコンやプラスチックの表面にくっついて繁殖し、バイオフィルムという膜を形成します。一般に、バイオフィルムが形成されると物理的に除去するのは大変で、消毒薬や洗剤を使っても落としにくくなるといわれています。できるだけバイオフィルムを作らせないことが大切ですし、バイオフィルムができてしまったら十分に消毒することが必要でしょう。

このような観点から、ＷＨＯのガイドラインでは、哺乳瓶は一歳になるまで毎回消毒することになっており[*27]、イギリス国民保健サービスのホームページでもＷＨＯのガイドラインに沿った内容が推奨されています[*28]。

消毒しなくても本当に大丈夫なのか

一方で、アメリカでは消毒はしないのが一般的です。アメリカのガイドラインで、ミルクを作る際に勧められているのは、ミルクを作る前に手を洗うこと、哺乳瓶や哺乳瓶の乳首をよく洗うこと、室温で二時間以上置いてあったミルクは捨てること、の三つです[*29]。

アメリカ小児科学会のホームページでも、健康な赤ちゃんであれば調乳も水道水でいいと書かれていますし、哺乳瓶も食器洗い機を使うかお湯と洗剤で洗うなら、消毒する必要はない、とはっきり記載されています。[*30] これはサカザキ菌感染のリスクをどのくらい大きいと考えるかの違いなのかもしれません。そして、食器洗い乾燥機が普及していることも一つの理由でしょう。食器洗い乾燥機に入れれば、自動的に六〇～八〇℃程度のお湯にさらされることになるので、サカザキ菌を減らす効果もある程度期待できそうです。

消毒しなくても本当に大丈夫なのかについては、日本で行われた研究が一つありました。二〇〇三年に大分県立看護科学大学から発表された論文では、哺乳瓶の消毒の必要性について検討する実験を行っています。哺乳瓶にわざと大腸菌などの細菌を付着させ、洗浄や消毒をした後に哺乳瓶に一〇ミリリットルの生理食塩水を入れて回収し、どのくらい菌が残っているかを比較しました。[*31]

洗浄・消毒の方法は、九八℃／九〇℃／六〇℃のお湯を五〇ミリリットル哺乳瓶に入れて五分放置する方法、六〇ミリリットルの水を入れて五分／三分／一分電子レンジで加熱する方法、食器洗い洗剤とブラシで洗う方法、水道水とブラシで洗う方法の八パターンです。その結果、六〇℃のお湯を入れて放置した哺乳瓶や電子レンジで一分だけ加熱したもの、ブラシを使って水道水で洗っただけのものには細菌が残っていて、特に水道水で洗っただけの哺乳瓶からは、一ミリリットル中に一〇～一〇〇個の細菌が検出されました。しかし家庭用の食器洗い洗剤で洗浄した哺乳瓶からは、九〇℃以上の熱湯や電子レンジで三分以上消毒した哺乳瓶と同様に、菌は検出されなかったのです。菌がついた直後に洗浄しているので、バイオフィルムが形成されていないというのもポイントでしょう。一回だけの実験結果ではありますが、哺乳瓶を使った後にすぐ洗浄すれば、洗剤とブラシだけで清潔に保つことができることがわかります。

赤ちゃんはそもそも無菌ではないですし、手間暇かけて菌を完全にゼロにするのを目指す必要はありません。汚れが取り切れていれば、必ずしも毎回消毒する必要はないというのが私の意見です。ただし、ミルクの汚れが残っていると、その部分に菌が繁殖してしまいます。汚れをしっかり落とすのが大切です。

哺乳瓶は使ったらすぐに洗浄し、ブラシと洗剤を使って、ミルクの汚れをきちんと洗い落とすようにしてください。すぐに洗浄するのが難しい場合も、その場でさっと水でゆすいでおくのがおすすめです。食器洗い乾燥機で洗うのもおすすめですが、私が以前哺乳瓶を洗ってみたときは、油分が表面に残っている感じがしました。お使いの機器でしっかり洗浄できているかは、ご自身で確認してください。そして毎回よく洗っていても、どうしても少しずつ汚れが溜まってきてしまうことはありますよね。そんなときは、たとえば数日に一回でも、消毒していただくといいと思います。

液体ミルクは無菌なので、常温のまま赤ちゃんに与えることができますが、哺乳瓶に移し替えて使うものが多いです。粉ミルクと同様に、哺乳瓶を清潔に保つことを心がけてください。

さらに、赤ちゃんを感染から守るためには、手を洗うことも大切です。哺乳瓶を組み立てたり、調乳したりする前は必ず手を洗いましょう。夜中など、手を洗うのが大変なときは、手指消毒スプレーで手を消毒するのでもいいと思います。

哺乳瓶の消毒が常識の国もあれば、そうでない国もあります。大切なのは道具を無菌にすることではなく、菌が繁殖しないよう、汚れを落とすことです。そして調乳前の手洗いや、ミルクを作ってからはなるべく放置しないなど、消毒以外にも大切なポイントがあります。ポイントを押さえてできるだけ負担を減らしつつ、赤ちゃんを感染から守ってあげてくださいね。

composition. Eur J Clin Nutr. 1996 Jun;50(6):352-7.
*25 Sakamoto M, Kubota M, Matsumoto S, Nakano A, Akagi H. Declining risk of methylmercury exposure to infants during lactation. Environ Res. 2002 Nov;90(3):185-9.
*26 Iversen C, Lane M, Forsythe S. The growth profile, thermotolerance and biofilm formation of Enterobacter sakazakii grown in infant formula milk. Letters in Applied Microbiology. 2004 Mar;38(5):378-82.
*27 WHO. How to Prepare Formula for Bottle-Feeding at Home [http://www.who.int/foodsafety/document_centre/PIF_Bottle_en.pdf?ua=1]
*28 NHS. sterilising baby bottles [https://www.nhs.uk/conditions/pregnancy-and-baby/sterilising-bottles/]
*29 Labiner-Wolfe J, Fein SB, Shealy KR. Infant formula-handling education and safety. Pediatrics. 2008 Oct;122 Suppl 2:S85-90.
*30 AAP. How to Sterilize and Warm Baby Bottles Safely [https://www.healthychildren.org/English/ages-stages/baby/formula-feeding/Pages/How-to-Sterilize-and-Warm-Baby-Bottles-Safely.aspx]
*31 吉留厚子．看護研究の実例 ―慣習的な乳房清拭および哺乳瓶消毒を再考する―．大分看護科学研究．2003;4(1):33-6.

＊13　日経メディカル．母乳だけで育つ乳児の75％がビタミンD不足 [https://medical.nikkeibp.co.jp/inc/mem/pub/hotnews/int/201709/552595.html]
＊14　日本経済新聞夕刊「くる病」乳幼児に増加　ビタミンD欠乏が原因 2015/04/16.
＊15　厚生労働省．日本人の食事摂取基準2015年版 [https://www.mhlw.go.jp/stf/shingi/0000041824.html]
＊16　Butte NF, Lopez-Alarcon MG, Garza C. Nutrient adequacy of exclusive breastfeeding for the term infant during the first six months of life. 2002.
＊17　日本小児皮膚科学会．こどもの紫外線対策について [http://jspd.umin.jp/qa/03_uv.html]
＊18　国立環境研究所．体内で必要とするビタミンD生成に要する日照時間の推定 [https://www.nies.go.jp/whatsnew/2013/20130830/20130830.html]
＊19　Hollis BW, Wagner CL, Howard CR, Ebeling M, Shary JR, Smith PG, et al. Maternal versus infant vitamin D supplementation during lactation: a randomized controlled trial. Pediatrics. 2015 Oct;136(4):625-34.
＊20　Francois CA, Connor SL, Wander RC, Connor WE. Acute effects of dietary fatty acids on the fatty acids of human milk. The American journal of clinical nutrition. 1998;67(2):301-8.
＊21　Ogunleye A, Fakoya At, Niizeki S, Tojo H, Sasajima I, KobayashiI M, et al. Fatty acid composition of breast milk from Nigerian and Japanese women. Journal of nutritional science and vitaminology. 1991;37(4):435-42.
＊22　Olafsdottir AS, Thorsdottir I, Wagner KH, Elmadfa I. Polyunsaturated fatty acids in the diet and breast milk of lactating icelandic women with traditional fish and cod liver oil consumption. Ann Nutr Metab. 2006;50(3):270-6.
＊23　Brenna JT, Varamini B, Jensen RG, Diersen-Schade DA, Boettcher JA, Arterburn LM. Docosahexaenoic and arachidonic acid concentrations in human breast milk worldwide. Am J Clin Nutr. 2007 Jun;85(6):1457-64.
＊24　Makrides M, Neumann MA, Gibson RA. Effect of maternal docosahexaenoic acid (DHA) supplementation on breast milk

第二章　注

＊1 Kesaniemi YA. Ethanol and acetaldehyde in the milk and peripheral blood of lactating women after ethanol administration. J Obstet Gynaecol Br Commonw. 1974;81(1):84-6.

＊2 Gibson L, Porter M. Drinking or Smoking While Breastfeeding and Later Cognition in Children. Pediatrics. 2018 Aug;142(2).

＊3 Chien YC, Liu JF, Huang YJ, Hsu CS, Chao JC. Alcohol levels in Chinese lactating mothers after consumption of alcoholic diet during postpartum "doing-the-month" ritual. Alcohol. 2005;37(3):143-50.

＊4 Aldridge A, Aranda J-V, Neims AH. Caffeine metabolism in the newborn. Clinical Pharmacology & Therapeutics. 1979;25(4):447-53.

＊5 Ryu JE. Caffeine in human milk and in serum of breast-fed infants. Developmental pharmacol and ther. 1985;8:329-37.

＊6 Tyrala EE, Dodson WE. Caffeine secretion into breast milk. Arch Dis Child. 1979 Oct;54(10):787-9.

＊7 Santos IS, Matijasevich A, Domingues MR. Maternal caffeine consumption and infant nighttime waking: prospective cohort study. Pediatrics. 2012 May;129(5):860-8.

＊8 Quinn EA, Largado F, Power M, Kuzawa CW. Predictors of breast milk macronutrient composition in Filipino mothers. Am J Hum Biol. 2012 Jul-Aug;24(4):533-40.

＊9 Mennella JA, Beauchamp GK. Maternal diet alters the sensory qualities of human milk and the nursling's behavior. Pediatrics. 1991 Oct;88(4):737-44.

＊10 Marlier L, Schaal B, Soussignan R. Neonatal responsiveness to the odor of amniotic and lacteal fluids: A test of perinatal chemosensory continuity. Child development. 1998 Jun;69(3):611-23.

＊11 Mennella JA, Johnson A, Beauchamp GK. Garlic ingestion by pregnant women alters the odor of amniotic fluid. Chemical senses. 1995 Apr;20(2):207-9.

＊12 Mennella JA, Jagnow CP, Beauchamp GK. Prenatal and postnatal flavor learning by human infants. Pediatrics. 2001 Jun;107(6):E88.

第二章——離乳食と食の常識は、つねに更新されている

赤ちゃんが四、五カ月になってくると、離乳食をいつからどんな風に与えるか、考え始めると思います。市販の離乳食レシピ本を見ると、見た目も美しいレシピがたくさん並んでいますし、離乳食教室に行けば一食分の食材のグラム数や食べさせる順番を細かく指導されます。

しかし、実際にやってみると離乳食は食べさせるのも片付けるのも大変で、準備にそこまで時間をかけられません。

また、子どもが少し大きくなってくると、ジュースばかり好んで飲んだり、味の濃いものを食べたがるようになったりと、これまでと違った悩みも出てきます。

どこまで子どもの好みに合わせていいのか、迷ってしまう親御さんも多いのではないでしょうか。

離乳食の進め方や子どもの食事の内容については、ある程度の指針はあったほうがいいと思いますし、日本の文化や慣習も大切にしたいものです。

しかし、あれはダメ・これもダメ、とダメなことが多すぎると、窮屈になってしまいます。

この章では、科学的・栄養学的な根拠があって本当に押さえるべきポイントはどこなのか、解説していきたいと思います。

離乳食のポイント①

アレルギーが怖いから、離乳食はできるだけ遅らせる

× NG!

赤ちゃんの離乳食を始める時、心配になるのはアレルギーです。私自身がややアレルギー体質なので、息子には、予防のためにできることは全てやってあげたいと思っていました。

離乳食に関連することとして、以前はアレルギー源になりやすい食品を早い時期から食べると、アレルギーを発症しやすくなると考えられていました。育児書やネット上には、卵や動物性タンパク質はなるべく遅く始めたほうがいいと書いてあるものもたくさんあります。昭和六〇年には四七パーセントもの人が五カ月未満に離乳食を開始していましたが、平成一七年には一五・五パーセントまで減っています。

しかし、ここ数年の研究で流れが大きく変わりました。**「離乳食を遅らせたほうがいい」という考え方はほぼ覆《くつがえ》されつつある**のです。

食べなければアレルギーにならないのか？

二〇一五年に発表されたイギリスの論文では、ピーナッツアレルギーについて調べています。[*1]この研究では、アトピーや卵アレルギーのある生後四カ月から一一カ月までの赤ちゃん六四〇人を、ピーナッツを摂取するグループと、ピーナッツを避けるグループの二つに分けて、五歳になったときのピーナッツアレルギーの割合を比較しました。その結果、ピーナッツを摂取したグループの方が、八〇パーセント以上もピーナッツアレルギーを減らすことができたのです。

さらに二〇一七年、日本の成育医療センターの研究者が、卵アレルギーについての研究結果を発表しました。[*2]アトピーのある赤ちゃん一四七人を二グループに分け、一方のグループには生後六カ月から毎日卵パウダー（ゆで卵〇・二グラム相当）を与え、もう一方のグループには与えませんでした。一歳になったときの卵アレルギーの割合を調べると、**卵を摂取したグループの方が八〇パーセント近くも少ない**ことがわかりました。

たしかに、食物アレルギーを持つ子が抗原となる食品を摂取すると、症状が起こります。だからこそ、アレルギーを起こさないためには、アレルギーを起こしやすい食品を食べなければいいと考えられていました。しかし実は、**アレルギー反応が起こってしまうのは、湿疹《しっしん》などができてバリアが破壊された皮膚から抗原が入ってくることが原因であり、逆に腸から抗原が吸収されるとアレルギーを抑える方向に働く**、ということがわかってきたのです。

現在では、食物アレルギーを発症しておらず湿疹のない子には、アレルゲンを早めに少量ずつ食べさせたほうが、その後のアレルギーの発症を抑えられる可能性が高いと考えられています。

ただし、早く摂取したほうがよいという結果が出ているのはピーナッツと卵のみで、しかも早ければ早いほどいいかはまだわかっていません。アレルギーになりやすい食品を開始する時期については、二〇一六年にイギリスのグループが報告した研究があります。[*3] ピーナッツ・卵・牛乳・ごま・白身魚・小麦の六つの食品を、生後三カ月から開始するグループと、生後六カ月以降に開始するグループを比較し、一歳から三歳までの間のアレルギーの発症率を調べました。この研究では、卵とピーナッツを早くから開始したほうがアレルギーが少ない傾向は示されたものの、完全には証明されませんでした。

これらの研究結果から、現時点では、**アレルギーが心配される食品を食べるのを「遅らせない」のがいい**といわれていますが、具体的にはいつからどんな風に食べさせればいいのでしょうか。

保健所などでは、離乳食の食べさせ方、作り方教室が開催されていることもあります。このような指導において基本になるのが、厚生労働省が作成している「授乳・離乳の支援ガイド」（以下、支援ガイド）です。[*4]離乳食開始の時期については、支援ガイドでは五〜六カ月から、世界保健機関（ＷＨＯ）のガイドラインでは早くて四カ月、できれば六カ月からとされています。[*5]

離乳食は母乳よりカロリーが低い

ＷＨＯが六カ月からの離乳食を勧めているのは、赤ちゃんの栄養摂取やママの健康を考えてのことです。

たとえば、**離乳食は母乳よりカロリーが低いこともよくあります。**カロリーの低い離乳食でお腹いっぱいになってしまうと、母乳を飲む量が減って十分な栄養を摂取できなくなってしまう可能性があるのです。そして赤ちゃんが母乳を飲む量が減ることで、良質な栄養源である母乳の分泌量も減ってしまうことがあります。さらに、産後あまりに早期に妊娠するのは母体の負担になりますが、早い時期に離乳食を始めて授乳が減ってしまうと、妊娠の可能性も高まります。新たな妊娠を抑制してくれるプロラクチンというホルモンがあるのですが、授乳が減るとプロラクチンの分泌も減少してしまうのです。

ＷＨＯのガイドラインはアレルギーを考慮したものにはなっていませんが、日本のような先進国では赤ちゃんの栄養状態や早期の妊娠よりも、アレルギーのほうが大きな問題であるように思います。そう考えれば、離乳食開始は五カ月が適切な場合もあるでしょう。

支援ガイドでは、卵黄は生後五～六カ月から開始すると書かれていて、さらに湿疹があったり、食物アレルギーが疑われたりする場合は、医師の指示に基づいて対応するようにと注意書きがされています。**すでに乳児湿疹などで皮膚バリアが壊れている場合は、まずしっかりと治療を行って、皮膚の状態を改善することが大切**です。日本では卵アレルギーが多いので、卵を食べ始める際は、アレルギー症状を起こさないか注意が必要です。**平日の午前中に、固ゆで卵の卵黄をごく少量から開始するのがおすすめ**です。

卵黄から始めるのは、抗原となるタンパク質が、主に卵白に入っているからです。また、生卵より加熱した卵、特に固ゆで卵がアレルギーを起こしにくいことも知られています。はじめに固ゆで卵の卵黄、そして固ゆで卵の卵白と進めていき、卵焼きはそれより後にチャレンジするのがいいでしょう。

卵をゆでた後に放置することで、卵白から卵黄に抗原が浸透していくこともわかっています。[*6] 特に卵黄の与え始めの時期は、ゆでた卵がある程度冷えたら、早めに卵白と分けておくのが安心です。

また、日本ではピーナッツアレルギーは少ないですが、先に述べた研究結果からは、ピーナッツペーストも少量ずつ食べさせてもいいかもしれません。粒が残っていないなめらかなタイプで、甘すぎないものがいいでしょう。

アレルギーについては流れが大きく変わってきたので、おばあちゃん世代の常識や、上の子の子育ての際に指導されたことと、変わってしまっていることもあると思います。

新しい情報にアンテナを張って、その時その時のベストな方法を取り入れていけたらいいのではないかと思います。

離乳食のポイント②
離乳食は薄いスープやおかゆを与える → ✕ NG!

離乳食といえば米のおかゆから始めて一回食、二回食と進めていくもの。そんなイメージがあるかもしれません。たしかにこのような進め方は、日本の文化や日本人の体質に合っている可能性は高いと思います。

でも、世界には米が主食でない国もたくさんありますし、国によって離乳食の内容や進め方はさまざまです。日本の常識に縛られすぎる必要はないのではないか、と思うこともよくあります。

私が離乳食を準備していた時期、参考になったのはWHOのガイドラインです。WHOのガイドラインは世界中の親子のために作られているので、日本の常識とは全く違うことも書いてあります。**「そんなものを食べさせるの?」とカルチャーショックを受けると同時に、「こんな風にしたっていいんだ」と心が軽くなることもありました。**

WHOのガイドラインでは離乳食という表現ではなく、補完食という言い方がされています。[*5] これは、WHOが二歳頃まで母乳育児を続けるのを推奨していることと関係しています。赤ちゃんに与える食事は、母乳を卒業するためではなく、赤ちゃんの成長にともなって母乳だけでは足りなくなってきた栄養を補うため、という考え方なのです。押さえるべきポイントは四つ。エネルギーと栄養素が豊富で、衛生的かつ安全で、家庭の食事から簡単に準備ができ、地域で入手可能かつ購入可能なものを与えることです。

始める時期は早ければ四カ月、できれば六カ月からで、主食と組み合わせて、豆類・動物性食品・緑黄色野菜と果物・油脂や砂糖を食べさせる、と書かれています。油脂や砂糖というとびっくりされるかもしれませんが、バターや植物油も、小スプーン一杯程度加えることで、エネルギーを得られると書かれています。白身魚が先で青魚や肉は後、といったような順序も特に指定されていません。

特に強調されているのは、鉄分をしっかりと補うことです。赤ちゃんはママのお腹の中で鉄分を体に蓄《たくわ》えてから生まれてきますが、生後六カ月までにその蓄えを使い切ってしまいます。**母乳中の鉄分は実はとても少ないため、生後六カ月を過ぎたら、離乳食を通じて鉄分を摂取する必要がある**のです。鉄を多く含む食品の例としてレバーや赤身肉が挙《あ》げられていますが、大豆などの植物性食品にも鉄分は含まれていますが、動物性食品より吸収が悪いです。植物性食品は、鉄の吸収を促《うなが》すために、果物などビタミンCを多く含む食品を一緒に食べることが勧められています。

離乳食でよく使う食材では、ほうれん草や大豆製品、青のりなどに鉄分が比較的多く含まれています。一緒に果物などを摂るとさらにいいでしょう。第一章でも述べたように、レバーは手軽に鉄分を摂取できる食品ですが、毎日食べるとビタミンAが多すぎるので少量を週一～二回程度食べれば十分です。日本の離乳食の常識とは違いますが、**離乳食の早い段階から赤身肉を食べさせるのもいい**のではないかと思います。

日本の「常識」は、世界の「常識」ではない

薄いおかゆやスープを与えることについては、問題があると指摘されています。薄いおかゆや具の少ないスープは、栄養素やカロリーが少なく、赤ちゃんがお腹いっぱい食べても、必要な栄養を満たすことができません。おかゆを与えるなら、スプーンを傾《かたむ》けても落ちないくらいの濃いものにし、食べにくい場合は水分ではなく油分を追加して柔らかくするように、そしてスープも、固形成分だけ取り出して濃いピューレにしたものを与えるようにとアドバイスされています。**日本では、離乳食は十倍がゆを小さじ一杯から、と言われることもありますが、それとは真逆の指針です。**

回数についても、日本の指針とは異なります。一日二回、小スプーン一～二杯から始め、六～七カ月で一日三回、一歳までに少なくとも一日五回（三回の食事と二回の間食）に増やしていくよう書かれています。

こんなガイドラインを知ると、おかゆの濃さをだんだん濃くしていったり、食事の油分を

気にしたりする苦労や、一回食も全然食べないから二回食に進めないなどといった悩みも、何だったのだろうと思いませんか？

おかゆ、野菜、豆腐、白身魚という順番や、一回食から始めて回数を増やすというやり方は、日本独特のものです。もちろんそれでうまくいけばよいのですが、必ずしもその通りにしなければいけないわけでもないのです。ネットにはさまざまな「月齢別離乳食食材NGリスト」がありますが、本当に気をつけなければいけないものは、それほど多くありません。**ボツリヌス症のリスクがあるはちみつや黒糖は一歳未満の子に与えない、食中毒になりやすい生ものやつまらせやすい食材（餅・粒のままのピーナッツ・こんにゃくゼリーなど）は避ける、といったことくらい**でしょう。

市販の離乳食も堂々と活用する

我が家では、五カ月頃から離乳食を始めて、緑黄色野菜やヨーグルト、固ゆで卵の卵黄、市販のレバーペーストや魚・肉などを少量ずつ試していきました。日本では手作り離乳食が主流ですが、**アメリカでは市販の離乳食を利用する人もかなり多い**そうです。大人の食事のとりわけができない時期は、野菜ペーストの冷凍キューブや瓶詰め離乳食、お弁当型の離乳食セットなど、私も大いに活用していました。**レバーペーストなど、自宅で用意しにくいものも、市販のものを購入すれば手軽に使えます。**

離乳食は食べさせること、片付けることだけでも大変です。日本のママ・パパは、細かい進め方にはあまりこだわりすぎず、離乳食の準備は手抜きを意識するくらいでちょうどよいのではないかと思います。

乳幼児とジュース

お風呂上がりには果汁を飲ませよう ➡ ✕ NG!

スーパーやドラッグストアでは、五カ月から、一歳から、などと表示された乳児・幼児用のジュースがよく売られていますね。そういう商品を見ていると、その月齢になったら飲ませたほうがいいのかなとつい思ってしまうかもしれません。また、赤ちゃんが四カ月になる頃からは果汁を飲ませたほうがいい、と聞いたことがある方もいらっしゃると思います。

たしかに以前は、果汁はビタミンを補給でき、体にいいものだという考え方がありました。二〇〇七年度までは、母子手帳の保護者の記録の生後三〜四カ月の欄にも「薄めた果汁やスープを飲ませていますか」という記述がありましたし、古い育児書の中には、お風呂上がりに果汁を飲ませるのを勧めているものもあります。しかし、現在では、そのような必要はなく、**むしろ飲ませないほうがいい**と考えられています。これはいったい、どういうことなのでしょうか?

ジュースではなく、果物を

果物が健康にいいことは変わりないのですが、果汁だけ取り出したジュースは、繊維質が取り除かれてしまっています。ジュースは、果物そのものよりずっと急激に糖分が吸収されてしまうので、健康にはよくないことがわかってきたのです。これは、たとえ果汁一〇〇パーセントのジュースであっても同じです。このような考え方から、**アメリカ小児科学会は現在、一歳までの乳児にジュースを与えることを勧めないと明言**しています[*7]。

ジュースは虫歯の原因になるほか、栄養過多や、逆に栄養不足を引き起こす場合もあることが、研究からもわかっています。

たとえば一九九七年には、一歳半から四歳半まで、一六七五人のイギリスの子どもの栄養調査を解析した論文が発表されました。**砂糖やはちみつ、フルーツジュースの摂取量が多い**

子どもは、鉄や亜鉛《あえん》、ビタミンDが不足する傾向にあり、特にエネルギーの二四パーセント以上をそうした糖分から摂取している子どもたちは、鉄と亜鉛が必要量を下回っていることがわかりました。[*8] 鉄分不足は貧血を引き起こし、神経系の発達にも影響します。亜鉛も免疫システムや傷の治りに関係する重要な栄養素ですが、いずれも乳幼児で不足しやすいのです。お菓子やジュースの摂取量が多い子は、牛乳や肉、パン、野菜の摂取量が少なくなっており、それが原因で鉄・亜鉛不足になっていたと考えられています。

また、一九九四年には、アメリカの研究者が、フルーツジュースの飲みすぎで成長障害を引き起こした、一～二歳の子ども八人の症例を報告しています。[*9] 最も量が多かった子は、一日に八五〇ミリリットルものジュースを飲んでいたそうです。成長障害の原因は、タンパク質や脂肪、その他の栄養素の摂取不足になっていたことでした。これらの症例では、食事内容を改善することで体重も増えるようになりました。

このように、果汁やジュースは体にいいものではありません。嗜好品の一つとして考え、飲ませすぎないようにするのがよさそうです。アメリカ小児学会の提言では、**生後六カ月頃になって果物を食べさせたい時は、ジュースではなく果物を潰して、繊維質を含んだ果肉ごと与える**ようにとされています。一歳を過ぎて果汁一〇〇パーセントのフルーツジュースを与えたい場合も、たとえば食事で外出した時やお友だちの家に遊びに行った時など特別な日だけにとどめ、一日一二〇ミリリットル以下にするとよいでしょう。

ちょこちょこ飲ませない

また、飲ませ方についても注意が必要です。外出時などにジュースを持ち歩くと、日常的に水分補給としてちょこちょこ飲むことにつながり、虫歯の原因になります。普段は水か麦茶を飲ませてあげて、ジュースはおやつなど、決まった時間にコップで少量飲むくらいがちょうどいいですね。ソーダ類やフルーツ飲料、甘い紅茶など、砂糖の入った飲み物はさらに避けたほうがいいでしょう。乳児期に砂糖の入った飲み物を飲ませると、六歳の時点での肥満が増えたという研究や、虫歯が増えたという研究もあります。

この**例外は、胃腸炎になってしまった時です。下痢や嘔吐がある時は、経口補水液のような飲み物やジュースを飲むことが勧められています。**経口補水液には適度な糖分とナトリウムが含まれていて、吸収しやすく作られています。食事が取れない時にも、必要な水分、糖分や電解質を補うことができるのです。欠点は、あまりおいしくないところです。あの薄しょっぱい味は、大人でも苦手という方はいらっしゃいますよね。

もし、胃腸炎で水分補給が必要なのに経口補水液を飲んでくれない時は、**フルーツジュースを半分に薄めて飲ませてあげましょう。軽度の脱水であれば、経口補水液よりもりんごジュースを水で倍に薄めたものが優《すぐ》れている**という研究結果も発表されています。

この研究は、二〇一〇年から二〇一五年にかけて、カナダの六カ月から五歳の子ども六四八人を対象に行われました。胃腸炎でごく軽度の脱水のある子どもを二グループに分け、一方のグループでは経口補水液だけを水分補給に使うようにし、もう一方のグループでは倍に薄めたりんごジュースをまず飲ませ、退院後は好きなものを飲ませるようにしました。すると、再受診や点滴などが必要になった割合は、経口補水液のグループが二五パーセント、りんごジュースと好きな飲み物のグループが一六・七パーセントで、りんごジュースと好きな飲み物グループのほうが優れていたのです。この傾向は、特に二歳以上の子どもで強いことがわかりました。[*10]

この論文の主旨は、りんごジュースが優れているということではありません。経口補水液を飲めるのであればそれに越したことはありませんが、**軽度の脱水であれば、飲めるものを飲むことが大切**だということです。

実は、本来フルーツジュースは下痢を起こしやすいと考えられています。糖分が吸収しきれないと、大腸でガスを発生させたり、下痢を引き起こしたりすることがあります。この原理を逆手に取って、フルーツジュースを便秘の治療に使う場合もあるようです。ジュースに含まれる糖分の種類を考えると、りんごや梨、プルーンジュースは下痢を起こしやすいタイプのジュースなのですが、この研究ではりんごジュースで問題ないという結果になっています。そう考えれば、りんごに限らずオレンジジュースでもぶどうジュースでもいいのではないかと思います。

我が家でも、普段はジュースを出すことはありませんが、週末の外出時や、汗をかいて水分をたくさん摂らせたいのになかなか水やお茶を飲んでくれない時に、ジュースを飲ませることがあります。嗜好品として適度に楽しんだり、水分をしっかり摂ってほしかったりする時に上手に使っていけるといいですね。

子どもと牛乳

牛乳は、体によくないと最近言われてるから、飲まなくていい

↓

×

NG!

私は子どもの頃、食事と一緒に牛乳を飲むのがあまり好きではありませんでした。そんな記憶や私自身の好みから、食事の際に子どもに飲ませるのはお茶でいいのではないかと思っていました。しかし、現状ではほとんどの保育園や幼稚園、小学校では、お昼やおやつの時間に牛乳が出されます。

その理由は学校給食法にあるという意見もあります。「完全給食とは、給食内容がパン又は米飯（これらに準ずる小麦粉食品、米加工食品その他の食品を含む。）、ミルク及びおかずである給食をいう」という記載があるようなのです。もちろん、牛乳を出さないところも存在するので、こういった法律だけでなく慣習的なものも大きいのでしょう。

牛乳は体によくない、という噂を聞いたことがある方もいらっしゃると思います。慣習や法律ではなく、科学的に子どもの健康を考えたときに、牛乳は本当に飲ませたほうがいいの

でしょうか？

牛乳は骨密度を高める

子どもの骨の健康を考えると、牛乳を飲んだほうがいいことは研究で明らかになっています。骨が丈夫であるというのは、骨密度が高いということです。乳製品は骨の材料になるカルシウムを豊富に含んでいます。骨密度は二〇代でピークを迎えてその後減少していきますが、その骨密度のピークを高めるためには、子ども時代の運動習慣と、牛乳をはじめとする乳製品を摂取する習慣があることが重要です[*11]。

たとえば、二〇〇八年に発表されたアメリカの研究では、三～五歳の子ども一〇六人を、一九八七年から一九九九年にわたって追跡しています[*12]。その結果、三～五歳で乳製品をよく摂取していた群では、一五～一七歳になった時の骨密度が高いことがわかりました。

しかし、これがそのまま日本にも当てはまるかは、なんともいえません。カルシウムの吸収を助け、骨密度を維持する栄養素としてビタミンDがありますが、アメリカなどでは、牛乳のほとんどでビタミンDが強化されています。もともと牛乳に豊富に含まれているカルシウムと、ビタミンDを一緒に摂取できれば、骨密度を高める効果は高くなると予想できます。

一方で、日本の成分無調整の牛乳では、ごくわずかです。牛乳を一日に五〇〇ミリリットル飲んだとしても、ビタミンDは六〇IU程度の量しか摂取できません。一歳以上の幼児の一日の必要量は六〇〇IUなので、その十分の一です。

牛乳以外からカルシウムを摂取できるか

ここからは、牛乳以外でカルシウムを摂取することはできるのか、また豆乳やアーモンドミルクなど植物性のミルクは牛乳の代わりになるのかについて、考えてみたいと思います。

日本では、一～二歳の幼児は一日に四〇〇～四五〇ミリグラムのカルシウムを摂取することが推奨されています。[*13] 牛乳一〇〇グラムに含まれるカルシウムは一一〇ミリグラムなので、一日四〇〇ミリリットル程度牛乳を飲めば、カルシウムが足りるということになります。

乳製品以外でカルシウム豊富な食材は、小松菜や魚です。たとえばゆでた小松菜は一〇〇グラム中一五〇ミリグラム、鯖《さば》の水煮缶は二六〇ミリグラムのカルシウムを含んでいます。小松菜だけなら一日二〇〇～三〇〇グラム、鯖の水煮でも一五〇グラム以上食べなければいけませんが、幼児がそんなにたくさん食べるのは難しいでしょう。我が家の息子は二歳半頃まで、家では緑の葉野菜はほとんど食べてくれませんでした。鯖の水煮を一五〇グラム食べるとすると、朝も昼も夜も鯖、というメニューになってしまったと思います。

それでは、豆乳やアーモンドミルクはどうでしょうか？　一〇〇グラム中に含まれるカルシウムは、製品にもよりますが、牛乳が一一〇ミリグラムなのに対し、無調整豆乳が一五ミリグラム、アーモンドミルクは七五ミリグラムです。アーモンドミルクは健闘していますが、やはり牛乳には勝てません。また、アーモンドミルクはタンパク質が少ないという弱点があります。タンパク質の量は、一〇〇グラムあたり牛乳は三・三グラム、無調整豆乳は三・六グラムですが、アーモンドミルクではわずか〇・六グラムです。豆乳やアーモンドミルクに比べて、牛乳は優れた栄養源といえるでしょう。

また、豆乳にはイソフラボンを摂りすぎるというデメリットもあります。イソフラボンは、女性ホルモンに似た形をした物質です。**動物実験の結果からは、動物の子どもの生殖機能に影響がある可能性もあるといわれており、**人間の体への影響は、まだはっきりとした結論が出ていません。現在の日本の基準では、大人での安全な摂取目安量は一日に七〇ミリグラムであり、子どもが大豆イソフラボンをサプリメントなどで摂取することは、勧められないとされています。豆乳のイソフラボン含有量は、製品によっても異なりますが、平均で一〇〇グラム中二五ミリグラム程度です。納豆一パックには約三七ミリグラム、豆腐半丁（一五〇グラム）で約三〇ミリグラムのイソフラボンが含まれています。今のところ、小児の安全な摂取量の目安は示されていませんが、豆腐や納豆、きなこなど、大豆製品は乳幼児でも食べやすく、離乳食・幼児食でも活躍する食材です。食事から摂る分だけでも、十分なイソフラボンの量になることはおわかりいただけると思います。ちなみにアメリカの基準では、大豆由来の粉ミルク中のイソフラボンは、乳幼児で体重一キログラムあたり一日〇・〇八ミリグラム以下にすることが定められています。離乳食が始まるまでは、一〇キログラムの乳児でも一日〇・八ミリグラムまでということになります。

豆乳やアーモンドミルクは、牛乳よりヘルシーというイメージがあるかもしれません。しかしこれらは**牛乳より栄養が豊富ともいえませんし、豆乳ならいくら飲んでも安全というわけでもない**のです。そう考えると、十分なカルシウムを摂取するためには、牛乳をはじめとする乳製品は便利な食材です。乳牛の生育環境や飼料など気になる方もいらっしゃるかもしれませんが、**アレルギーなどで乳製品を摂取できない事情がないのであれば、牛乳を飲まない手はない**と思います。

乳糖不耐症に気をつける

飲ませ方に注意が必要なのは、特に冷たい牛乳を一気に飲んだりした時、お腹が張《は》ったり腹痛や下痢が起こったりする子です。乳糖不耐症《にゅうとうふたいしょう》といって、乳糖を分解する力が弱いタイプで、日本人には多いといわれています。しかし、牛乳を少し温めてあげて、ゆっくりコップ一杯分を飲ませてあげたりする分には、症状がない場合がほとんどです。症状のない子が牛乳を控えなければいけない理由もありません。牛乳ですぐにお腹がゴロゴロする子は無理に牛乳を飲む必要はありませんが、その場合でも、ヨーグルトは食べることができる場合が多いようです。

また、牛乳は鉄分がとても少ないというデメリットがあります。一〜二歳の鉄分の一日の摂取推奨量は四・五ミリグラムですが、牛乳一〇〇グラム中に鉄はわずか〇・〇二ミリグラムしか含まれていません。牛乳を飲みすぎてお腹がいっぱいになってしまうと、ただでさえ不足しがちな鉄分を食事から十分に摂取することができなくなる可能性もあります。アメリカ疾病予防管理センターの資料には、**一〜二歳頃の子で一日に六五〇ミリリットル以上牛乳を飲んでいると、貧血のリスクになる**と記載されています。[*14] なかにはとても牛乳が好きな子もいると思いますが、毎日継続して六五〇ミリリットル以上飲むのは避け、赤身肉など鉄分が豊富な食品を摂取するといいでしょう（115ページ参照）。

フォローアップミルクを活用する

特に、一歳を過ぎたばかりのお子さんで、母乳やミルクを卒業した場合は、牛乳ではなくフォローアップミルクをコップで飲ませてあげる手もあります。フォローアップミルクは出来上がり量一〇〇ミリリットル中一・三ミリグラム程度の鉄分が含まれているものが多く、ある程度鉄分を補給することができます。偏食があって食事から十分に鉄などの栄養素が摂れていない場合、保育園では牛乳でも、お家ではフォローアップミルクにしてもいいかもしれません。鉄や葉酸を強化した牛乳もスーパーなどで販売されていますが、小さな子どもにはカルシウム・鉄や葉酸などが多すぎる場合もあるので、フォローアップミルクのほうが無難でしょう。

結局、いくら食べても体にいい食材はありません。牛乳を一日に一〜二杯与えつつ、他の食事もバランスよく食べ、鉄分・ビタミンDを摂取させてあげることが大切です。

子どもの食事と塩分

幼児期が終わるまで、子どもは大人より特に薄味にしなければいけない

↓

× NG!

子どもの食事を用意するとき、塩分は気になるところです。子どもは薄味に慣れさせたほうがいい、といいますよね。でも、いつまで薄味にしなければいけないのか、しょっぱいものを食べさせるのはほんの少しでもダメなのかなど、迷うことがあるのではないかと思います。

まずは、子どもにどのくらいの塩分を摂らせてよいのか、いくつかの基準から見ていきましょう。

日本では、五カ月までの赤ちゃんは一日〇・三グラム、六カ月から一一カ月は一・五グラムが目安量とされています。これは、実際の摂取量の調査を基にして目安として決められた量です。それ以降は目標量として、生活習慣病予防のため一日何グラム以下に抑えるとよいか、という量が示されています。一〜二歳は三〜三・五グラム、三〜五歳は四〜四・五グラ

ムと増えていき、一二歳以上で大人と同じ七〜八グラムとなりますが、こちらは成人の目標量から算出された値です。

一方、WHOのガイドラインでは、二歳以上の子どもの塩分量はエネルギー摂取量に対しての比で大人と同じになるようにする、とされています。なぜ二歳以上かというと、**二歳前までに腎機能が大人と同等に成熟するから**です。WHOの推奨量は大人で一日五グラム以下です。大人のエネルギー摂取量は二〇〇〇〜二六〇〇キロカロリー、二〜五歳のエネルギー摂取量は九〇〇〜一三〇〇キロカロリー程度なので、およそ大人の半分です。つまり、WHOの基準から考えると、二〜五歳は一日二・五グラム程度に抑えるのがいいということになります。

子どもの塩分摂取量に制限があるのは、子どもの頃の血圧と大人になってからの血圧に関連があること、[*15]そして子どもであっても、塩分摂取量を控えることで血圧が下がることが研究からわかっているからです。

子どもの血圧と塩分摂取量を調べた一四の研究を、WHOがまとめて解析した結果があります。[*16]それによると、塩分控えめの食事にしていると、収縮期血圧は平均〇・八四ミリメートル水銀だけ下がることがわかっています。どのくらい塩分控えめにしたかはそれぞれの研究によって異なりますが、一四の研究のうち四つは、比較対象のグループの三分の二以下に抑えられたとされています。

血圧が〇・八四下がるというのは大きな数字ではないかもしれません。しかし、アメリカでは食塩の摂りすぎによる問題が実際に出てきています。

アメリカの子どもの一〇%が高血圧

アメリカの塩分摂取量の上限は一～三歳で三・八グラム、四～五歳で四・八グラム、大人で五・八グラムとされていますが、実際の摂取量は、一歳からすでにそれより多いことが明らかになっています。[*17] 六歳から一八歳の平均摂取量は八グラムを超えていて、[*18] アメリカの子どもの一〇パーセント以上は境界域高血圧または高血圧です。[*19] 人種差はあるかもしれませんが、塩分の摂りすぎは子どもでも高血圧を引き起こすようです。

塩分が多い食品はある程度決まっていて、加工食品やスープが主です。腎機能が成熟する一～二歳までは、特に味付けを薄めにする、お味噌汁は薄める、チーズやハム、パン、チキンナゲット、練《ね》り物など塩分の多い食品を食べさせすぎない、など注意する必要がありそうです。

しかし二歳以降は、子どもだから塩分を特別に控えなければいけないわけではありません。塩分摂取量はエネルギー摂取量に対しての比で考えているので、偏食がないと仮定すれば、子どもも大人も味付けは同じで、食べる量が違うだけ、ということになります。

そもそも、WHOの大人の推奨量である五グラムというのは日本の目標量である七~八グラムよりかなり少なく、日本人の実際の摂取量は九~一〇グラムですので、その約半分です。本来は、大人の食事も同じように薄味にしなければいけないのです。

もちろん味付けを薄くするに越したことはありませんが、多少しょっぱいものを食べても、一日の食事全体で調整できればいいでしょう。

子どもだけでなく、大人も一緒に薄味の食事を楽しめれば理想的ですね。

＊11 Golden NH, Abrams SA, Committee on N. Optimizing bone health in children and adolescents. Pediatrics. 2014;134(4):e1229-43.

＊12 Moore LL, Bradlee ML, Gao D, Singer MR. Effects of average childhood dairy intake on adolescent bone health. J Pediatr. 2008;153(5):667-73.

＊13 厚生労働省. 日本人の食事摂取基準 2015 年版 [https://www.mhlw.go.jp/stf/shingi/0000041824.html]

＊14 Control Center for Disease, Prevention. Recommendations to prevent and control iron deficiency in the United States. MMWR RR. 1998 Apr 3;47(3):1-29.

＊15 Chen X, Wang Y. Tracking of blood pressure from childhood to adulthood: a systematic review and meta-regression analysis. Circulation. 2008 Jun 24;117(25):3171-80.

＊16 WHO. Effect of reduced sodium intake on blood pressure and potential adverse effects in children.

＊17 Tian N, Zhang Z, Loustalot F, Yang Q, Cogswell ME. Sodium and potassium intakes among US infants and preschool children, 2003-2010. The American journal of clinical nutrition. 2013;98(4):1113-22.

＊18 Cogswell ME, Yuan K, Gunn JP, Gillespie C, Sliwa S, Galuska DA, et al. Vital signs: Sodium intake among US school-aged children—2009-2010. MMWR Morbidity and mortality weekly report. 2014;63(36):789-97.

＊19 Kit BK, Kuklina E, Carroll MD, Ostchega Y, Freedman DS, Ogden CL. Prevalence of and trends in dyslipidemia and blood pressure among US children and adolescents, 1999-2012. JAMA pediatrics. 2015 Mar;169(3):272-9.

第三章　注

＊1　Du Toit G, Roberts G, Sayre PH, Bahnson HT, Radulovic S, Santos AF, et al. Randomized trial of peanut consumption in infants at risk for peanut allergy. New England Journal of Medicine. 2015 Feb 26;372(9):803-13.

＊2　Natsume O, Kabashima S, Nakazato J, Yamamoto-Hanada K, Narita M, Kondo M, et al. Two-step egg introduction for prevention of egg allergy in high-risk infants with eczema (PETIT): a randomised, double-blind, placebo-controlled trial. The Lancet. 2017 Jan 21;389(10066):276-86.

＊3　Perkin MR, Logan K, Tseng A, Raji B, Ayis S, Peacock J, et al. Randomized trial of introduction of allergenic foods in breast-fed infants. The New England Journal of Medicine. 2016 May 5;374(18):1733-43.

＊4　厚生労働省．授乳・離乳の支援ガイド（2019年改定版）[https://www.mhlw.go.jp/stf/newpage_04250.html]

＊5　WHO. Complementary feeding: family foods for breastfed children [https://www.who.int/nutrition/publications/infantfeeding/WHO_NHD_00.1/en/]

＊6　坂井 堅太郎，松岡 葵，牛山 優，下田 妙子，上田 伸男．ゆで卵の作成と放置に伴うオボムコイドの卵黄への浸透．アレルギー．1998;47(11):1176-81.

＊7　Heyman MB, Abrams SA, Section On Gastroenterology H, Nutrition, Committee On N. Fruit Juice in Infants, Children, and Adolescents: Current Recommendations. Pediatrics. 2017;139(6).

＊8　Gibson SA. Non-milk extrinsic sugars in the diets of pre-school children: association with intakes of micronutrients, energy, fat and NSP. British Journal of Nutrition. 1997;78(3):367-78.

＊9　Smith MM, Lifshitz F. Excess fruit juice consumption as a contributing factor in nonorganic failure to thrive. Pediatrics. 1994 Mar;93(3):438-43.

＊10　Freedman SB, Willan AR, Boutis K, Schuh S. Effect of dilute apple juice and preferred fluids vs electrolyte maintenance solution on treatment failure among children with mild gastroenteritis: a randomized clinical trial. Jama. 2016 May;315(18):1966-74.

第四章

「寝かしつけ」は頑張らなくていい

子どもの仕事は、食べる（飲む）こと、遊ぶこと、寝ること。何を食べさせるか、何を飲ませるか、どんな遊びをさせるかについては、さまざまな情報があります。

一方で、睡眠についてはどうでしょう。子どもをどのくらいの時間、どんな風に寝かせてあげればよいか、また安全な寝室環境の作り方について、知る機会はほとんどないと思います。

夜泣きや寝ぐずり、夜ふかしや夜驚症など睡眠のトラブルで困っているママ・パパは多いのに、あまり情報にふれる機会はありません。そして、ほとんど知識のないまま、子どもだから仕方ないと諦めてしまうようです。

睡眠のトラブルは、実は改善できるものも多いのですが、そのことは医療者や子どもの保育に関わるプロの間でもほとんど知られていないように感じます。

私は息子がなかなか寝なくて困った経験から、子どもの睡眠について特に力を入れて発信し、診療も行っています。

ここでは、乳幼児に関わる全ての方に知っていただきたい、子どもの睡眠の基本についてお話ししていきたいと思います。

赤ちゃんと睡眠①

お昼寝の時間や回数は厳守する

↓

✕

NG!

赤ちゃんはすやすやぐっすり眠るもの、私も出産前はそんなイメージを持っていました。「寝かしつけ」という単語を聞くけれど、いったい寝かしつけって何だろう、眠くなれば寝るんじゃないの？　そんな風に考えていたのです。

しかし、現実は違いました。生まれた直後は一日中寝てばかりかもしれませんが、そのうちに起きている時間が増えてきます。赤ちゃんはよく泣くものですが、いくらおっぱいやミルクを飲ませても、おむつを替えても、全然泣き止まないと参ってしまいます。

赤ちゃんは眠いから泣いている

実は、**よく泣く赤ちゃんは、「眠くて泣いている」ことがある**のです。

大人なら、眠れない夜は温かいお茶を飲んでみたり、お風呂にゆっくりつかったり、読書をしてみたり、はたまた羊《ひつじ》を数えてみたり、さまざまな工夫を自分ですることができます。

時計を見て、そろそろ寝ないと明日に響くな、なんて理性的に考えることもできます。

でも、赤ちゃんはそうではありません。ちょっと疲れてきたな、少し眠りたいなと思っても、それを伝えることもできないし、自分で寝室に行くことさえできません。

そろそろ寝る時間かなと察知してあげたり、眠りやすい環境を整えてあげたり、周りの大人が適度にサポートする必要があります。

赤ちゃんの脳の機能は大人に比べて未熟で、特に欲求をコントロールする前頭葉という部分はまだまだ発展途上です。睡眠不足になるとますます脳の働きが落ちて、眠りたいという欲求が満たされない不快感を爆発させて泣いてしまいます。これが寝ぐずりです。**本当は眠いのに、眠いせいで泣いてしまい、ますます眠れなくなる**という悪循環に入ってしまうのです。

赤ちゃんや幼児がどのくらい寝る必要があるかは、なかなか知られていませんが、実はWHOも推奨を出しています[*1]。

それによると、**〇～三カ月は一四～一七時間、四～一一カ月は一二～一六時間、一～二歳は一一～一四時間、三～五歳は一〇～一三時間**です。これはお昼寝も含めた合計時間になります。アメリカ国立睡眠財団も、ほぼ同じ時間の推奨です。もちろん個人差はありますが、これより明らかに睡眠時間が短い場合は、赤ちゃんは眠くないのではなく、本当は眠いのにうまく眠れていないのかもしれません。

日本の子どもの睡眠時間は一七の国と地域中、最下位

実は、日本は世界の中でも睡眠時間が短い国です。経済協力開発機構がまとめた二〇一九年のデータでは、日本の大人の平均睡眠時間は七時間二二分で、調査国中もっとも短いことがわかっています。

二〇一〇年に発表されたアメリカの研究では、世界の一七の国と地域（中国、香港、インド、インドネシア、韓国、日本、マレーシア、フィリピン、シンガポール、台湾、タイ、ベトナム、オーストラリア、カナダ、ニュージーランド、イギリス、アメリカ）の〇カ月〜三歳までの子どもの睡眠時間を調査しています。[*2] その結果、**日本の子どもの睡眠時間の平均は昼夜合計で一一・六時間、なんと最下位だったのです。**ちなみに一位は平均一三・三時間のニュージーランドで、日本の子どもより二時間近く長く寝ていました。

赤ちゃんや幼児の睡眠不足は、成長に悪影響を及ぼすという研究結果もあります。

たとえば二〇一五年に発表されたノルウェーの調査結果では、**一歳半の時に総睡眠時間が**

一三時間以下だったり夜中に何回も起きたりする子では、問題行動が多く、五歳になってもその影響が残っていることが明らかになりました。[*3] 特に、睡眠時間が一一時間未満の子や夜中に三回以上起きる子は、情緒発達の問題や問題行動が一・五〜三倍に増加していたのです。

また、アメリカのグループは、肥満と睡眠不足の関係を明らかにしました。[*4] この研究では、約一〇〇〇人の子どもを対象に、生後六カ月から七歳までの間、定期的に睡眠時間を調査し、七歳の時点での肥満度（ＢＭＩ）との関係を調べています。その結果、**慢性的に睡眠不足の子は、十分な睡眠をとっていた子に比べて二・六倍も肥満が多かった**のです。

夜の睡眠で一〇〜一二時間

では、実際にどのくらいのお昼寝や夜の睡眠をとらせてあげればよいのでしょうか？

先にご紹介したような睡眠不足が成長に与える影響の研究結果を総合すると、生後三カ月から小学校に入るまでの子どもの夜の睡眠時間は、一〇時間以上あると望ましいようです。目安としては一〇〜一二時間が適切でしょう。

お昼寝の長さや回数は個人差がありますが、一九九五年のアメリカの研究で、子どもたちのお昼寝の回数や長さを調査したものがあります。[*5] それによると、生後六カ月では一日平均二・二回で三・五時間、一歳では一・八六回で三時間、二歳では一・〇七回で二・三時間、五歳では〇・四三回で一・六時間のお昼寝をしていました。

このような調査結果や経験から考えると、一歳までのお子さんなら一日二～三回、一歳二、三カ月頃からは一日一回のお昼寝が目安です。お昼寝の回数や時間は絶対守らなければならないものではありませんが、目安として参考にしていただけたらと思います。**目安より多少睡眠が少なくても、赤ちゃんが日中も機嫌よく過ごし、寝つきも寝起きもよくて夜ぐっすり眠れているなら問題はありません。**中には一回のお昼寝が三〇分程度とどうしても短めになり、疲れすぎて機嫌が悪くなってしまう赤ちゃんもいます。そんなときは、お昼寝の回数を増やしてあげることで、改善することもあります。

赤ちゃんと睡眠②
夜の室内はしっかりと明るくしておく
↓
✕
NG!

前節では、乳幼児の睡眠時間についてお話ししましたが、子どもを寝かせたくても寝てくれなくて、困っているママ・パパもいらっしゃると思います。

たしかにお子さんの個性によって、ママ・パパが何も気をつけなくてもよく寝る子もいれば、いろいろ頑張ってもなかなか寝づらい子はいます。でも、ポイントを押さえて生活習慣を整えることで、ある程度改善することはできるのです。

生活習慣を整えることで睡眠が改善するのには、体内時計が関係しています。私たちの体の中には時計があって、一日のリズムを刻んでいます。たとえば徹夜をした時を思い出してください。夜中、一旦とても眠くなりますが、それを通り過ぎて朝が近づいてくると、なんだか目が覚めてきませんでしたか？　体内時計は、いつどのくらい睡眠をとったかにかかわらず、朝になったら起きる、夜になったら眠くなる、というリズムを刻んでいるのです。

しかし、赤ちゃんの体内時計はまだ未熟です。生まれたばかりの赤ちゃんは、昼夜の区別がついていません。お昼寝と夜の睡眠ははっきり分かれておらず、寝たり起きたりを繰り返します。そのうちにまとまって眠る時間帯が出てきますが、最初は夜に長く寝るとは限りません。生後二カ月前後では、日中によくお昼寝していると思ったら、夜はなかなか眠らなくて昼夜逆転になってしまう日もあるでしょう。**体内時計がしっかり整って、お昼寝と夜の睡眠が区別できるのは、生後三カ月頃**です。

また、人間の体内時計は正確には二四時間ではありません。多くの場合、二四時間より少し長いといわれています。[*6] 二四時間より長い周期でリズムを刻んでいくと、どんどん起きる時間や寝る時間がずれていき、遅寝遅起きになってしまいますね。そこで、体内時計を毎日リセットして調節することが必要なのです。

日光の重要性

それでは、どのようにしたら体内時計を整えて、朝になったら起き、夜になったら眠くなるリズムを作れるのでしょうか？

体内時計を整えるために、最も大切なのは光です。光は、メラトニンというホルモンを調節し、体内時計の時刻合わせを行います。特に、強力な光である日光を適切な時間に浴びることがポイントです。

もしお子さんが、夜の寝つきの悪さや朝寝坊で困っていらっしゃるなら、**朝起きた直後にカーテンをしっかり開けて、日光を浴びることを心がけましょう。**午前中、特に起床直後に光を浴びると、睡眠のリズムを前倒しにして就寝時間を早めることができます。[*7]

一方で、夕方に浴びる光は逆効果です。室内で電気をつけて過ごしていると、夜も月明かりよりずっと明るい光のもとで過ごすことになるので、体は「まだ昼間なのかな？」と勘違いしてしまいます。その結果、睡眠のリズムが後ろへずれて、さらに夜更かしになってしまいがちです。スーパーやコンビニは照明がかなり明るいので、寝る前に行くのはあまりおすすめしません。寝る前にテレビやスマホのブルーライトを見ると睡眠によくないというのも、同じ理由です。**夕方はリビングの照明を間接照明にしたり、一部だけ電気を消したりして、部屋を薄暗くしましょう。**

また、体内時計をコントロールするのは、光だけではありません。食事や、他の行動も全てがリズムに影響するので、ある程度規則正しい生活をすることが大切です。母乳やミルクの時間まで一定にする必要はありませんが、離乳食が軌道に乗って三回食になる頃には、食事の時間はだいたい一定にしていきましょう。**保育園に通っている場合は、休日に家で過ごすときも、保育園のスケジュールに合わせて食事を摂《と》る**のがいいでしょう。

それでは、起床や就寝の時間はどのように決めたらよいでしょうか？

生後三カ月頃までは起床時間や就寝時間は一定にならない場合も多いですが、体内時計がスムーズに発達するよう、朝になったら明るい場所、夜になったら真っ暗な場所で過ごさせてあげることを意識してみましょう。この時期までは、お昼寝もある程度明るい場所でさせてあげるのがおすすめです。生後三カ月を過ぎたら、お昼寝も暗い場所で寝かせてあげたほうが、寝つきはよくなる傾向にあると考えています。

生後三カ月以降は、朝六〜七時頃に起きて、一九〜二〇時に寝るというリズムがおすすめです。ママ・パパのお仕事の都合などで、それが難しい場合もあるかもしれません。一番大切なのは何時に起きるかということよりも、睡眠時間を十分確保し、かつ起床や就寝の時間を一定にすることです。しかし、保育園に出発する時間や、ゆくゆく学校に通うことを考えると、七時頃には起きる必要がありますよね。そうすると、十分な時間の睡眠をとるためには、就寝時間は一九〜二〇時が理想ということになります。

夜遅く帰ってくるパパを待っているというケースもよくありますが、パパと遊ぶのは朝にしてはいかがでしょうか。保育園や幼稚園に通っていない場合は、もっと遅寝遅起きでリズムを整えられるお子さんもいますが、一般的には早寝早起きのほうが子どもの身体には合っているようで、リズムは整いやすいことが多いです。

また、**早朝四時とか五時に早起きしすぎてしまう赤ちゃんの場合は、寝室をしっかり遮光するのが効果的**な場合があります。特に夏は日の出が早く、早朝から寝室が明るくなって、赤ちゃんが起きる原因になります。カーテンは完全に遮光できるものにし、カーテンの隙間《すきま》もテープなどでとめて光を遮断してみましょう。

赤ちゃんと寝室

寝室を暖かくすると子どもは眠りやすい

↓

×

NG!

赤ちゃんを寝かせる前には、「儀式」をしたほうがいい、と聞いたことがある方もいらっしゃるかもしれません。しかし、この儀式にいったいどんな意味があるのか、疑問もありますよね。ここでは、寝る前の儀式と、そのあとに寝かせる寝室の環境調整についてお話ししたいと思います。

大人である私たちも、ついつい夜更かしししてしまうことはよくありますよね。なかなか寝ない赤ちゃんだって、「まだ遊びたい」というのが本音なのかもしれません。まして赤ちゃんは時計も読めませんし、そろそろ寝ないと明日に響くな、なんて考えることはできません。そんなとき、寝る時間になったことを知らせて、眠るための心の準備をさせてあげるために効果的なのが、就眠儀式です。

たとえば、お風呂に入ってパジャマに着替えたら授乳・ミルクの時間、その後絵本を読んで子守歌を歌い、ベッドに入る、というように、毎日同じ流れで同じことを行います。

実はこの**就眠儀式は、寝ぐずりを改善するのに効果的であるという研究結果もあります。**二〇〇九年のアメリカの研究では、七カ月〜一歳半の赤ちゃんと一歳半〜三歳の幼児合わせて四〇五人を集め、二グループに分けて、片方にだけ就眠儀式を二週間行ってもらいました。[*8]すると、就眠儀式を行った赤ちゃんのグループでは寝つきにかかる時間の平均が二〇・八分から一二・四分に、夜泣きの回数は一・六回から一・〇回に、夜中に起きている時間も二一・八分から一二・六分に減りました。寝つきにかかる時間は、就眠儀式を行っていないグループでも減っていましたが、減り幅は儀式を行ったグループの方が大きい結果となりました。幼児のグループでも、就眠儀式を行ったほうが夜泣きが少ないことが示されました。

さらに二〇一五年にアメリカから発表された別の論文では、世界の一四の国と地域に住む〇〜五歳児の母親、約一万人を対象に、就眠儀式についてのアンケート調査を行いました。[*9]その結果、一週間の中で就眠儀式を行っている日が多ければ多いほど、夜泣きなどの睡眠問題が少ないことが示されたのです。

ママが頑張りすぎないことで、子どももリラックスできる

このように効果的な就眠儀式ですが、毎日同じことを同じ流れで行うことの他にも、もう

一つポイントがあります。

それは、**儀式の間にお子さんをしっかりリラックスさせてあげる**ことです。就寝時間の直前に、お子さんが眠そうにするどころか興奮して元気になってしまうことは、よく経験します。もともと体のリズムとして、就寝時間の直前は覚醒度が高まり、その後一気に眠くなるという特徴があるので、これは自然なことでもあります。しかし、**目が冴《さ》えてしまって眠れないほどの場合には、子どもの不安が関係している可能性もある**のです。

二〇〇六年にアメリカの研究者が行った研究では、小中学生を中心とする二二四人の子どもを対象に、就寝前後のコルチゾールの濃度を調べています。コルチゾールというのは俗にストレスホルモンとも呼ばれ、ストレスを受けると分泌されるホルモンです。この研究では、第二次性徴が発現する前の子どもの場合、不安障害と診断されている子はそうでない子に比べて、就寝前後のコルチゾールの濃度が高いことがわかりました。[*10] コルチゾールは普通は早朝に多く分泌されるホルモンで、血圧や血糖値を上昇させ、体をしっかり目覚めさせる働きがあります。コルチゾールが寝る時間にたくさん分泌されてしまうと、これから眠るのにもかかわらず、体が目覚めようとしてしまいます。

もちろん、不安障害という病気と、一般的な不安は異なるものです。しかし、経験上はやはり、ママに何かしらの不安やストレスがあったり、赤ちゃんが日中に刺激をたくさん受けたりしたような日には、赤ちゃんの寝つきが悪くなったり夜泣きがひどくなったりすることがあります。**一番大切なのは、できる時にはママも息抜きをして、頑張りすぎないことです。**そして赤ちゃんにとっては楽しいお出かけであっても、普段より強い刺激になることがあります。赤ちゃんがいつもより疲れているなと思ったら、赤ちゃんとスキンシップを意識的に行うのもよいでしょう。

真っ暗にしてちょっと涼しめに

さて、就眠儀式を行って、これから寝るぞ、という心の準備をさせてあげたら、あとはリラックスできる寝室環境を用意してあげましょう。

寝ている間は、**できるだけお部屋を真っ暗にしたほうが睡眠は深くなります。**[*11]

遮光カーテンを使い、カーテンの上下左右の隙間からの光も遮断するよう、テープでとめたり他の布をかぶせたりしてみましょう。エアコンや空気清浄機、加湿器の動作ランプが明るい場合は、アルミホイルを貼って光が漏れないようにしてみてください。天井のライトの常夜灯をつけっぱなしで寝ているご家庭もありますが、明るすぎるのであまりおすすめはしません。夜中のお世話で光が必要な場合や、幼児になったお子さんで、暗闇を怖がる場合には、床に置くタイプの暖色系ライトをつけてあげるといいでしょう。

物音に敏感な赤ちゃんの場合は、ホワイトノイズをつけるのもおすすめです。ホワイトノイズというのは、昔のテレビの砂嵐のようなザーという音で、周りの物音、たとえばリビングの話し声や台所でお皿洗いをする音、外の道路を通るトラックの音などを、かき消す効果があります。**月齢が低い赤ちゃんの場合には、ホワイトノイズを聞くこと自体で安心して眠ってくれる場合もある**ようです。眠っている間はつけっぱなしにしておくのがおすすめですが、どうしても気になる場合は、寝ついた後にだんだん音量を下げて止めるのも試してみてください。

また、室温はちょっと涼しめ、二〇度前後に調節するのがおすすめです。赤ちゃんの温めすぎは、乳幼児突然死症候群といって赤ちゃんが突然亡くなってしまう病気のリスクにもなります。[*12] また、体温は明け方にかけて下がっていき、その後起きる時間にかけて再び上昇していきます。眠りに入る時には、熱がこもらないようにして、自然に体温が下がるようにするのがいいでしょう。夏場は二〇度まで下げるのは現実的ではありませんので、エアコンの設定温度は二五〜二七度くらいにし、除湿モードも併用してみてください。**寝ている間に汗**

をかかないくらいを目安に、調節してみてください。

ねんねトレーニング
夜泣きや寝ぐずりはママ・パパの我慢で乗り切る

✕ NG!

お子さんの夜泣きやぐずりで悩むママ・パパの中には、「ねんねトレーニング」という言葉を聞いたことがある方もいらっしゃると思います。以前の私も、息子の寝つきの悪さに途方に暮れ、ネットで検索してやっと行き着いたのがねんねトレーニングでした。

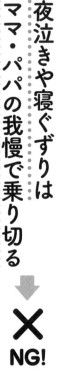

「赤ちゃんを泣かせっぱなしにする」というイメージから、否定的な意見を持つ方もいらっしゃるでしょう。もちろん、お子さんの睡眠でママ・パパに何も困っていることがない場合は、ねんねトレーニングをする必要はありません。

しかし、**夜泣きや寝ぐずりを我慢だけで乗り切ろうとすると、気づかないうちにママ・パパの健康を害し、結果として赤ちゃん自身にも悪影響が及ぶことがあります。**ママ・パパが寝かしつけに苦痛を感じていたり、睡眠不足でヘトヘトになっていたりするなら、それを改善できる方法を試してみてほしいと思うのです。

ねんねトレーニング＝子どもが一人で寝られる訓練

それでは、ねんねトレーニングとはいったいどのようなものなのでしょうか？　子どもの成長に悪影響はないのでしょうか？

ねんねトレーニングは、子どもが親の助けを借りず、一人で寝られるように教える方法です。やり方はさまざまですが、大まかには三つの方法に分けられます。

一つは、夜に子どもをベッドに寝かせたら、泣いたとしても、翌朝まで全く反応しない方法です。もう一つは、泣いたら部屋に入って声をかけるけれど、部屋に入る時間の間隔を徐々に広げていくという方法。三つ目は、子どもが寝つくまで同じ部屋にいて声をかけたりはするものの、だんだんと子どもから離れていき、最終的に部屋の外から声をかけるだけにするという方法です。

ねんねトレーニングの有効性は、複数の研究で証明されています。たとえば、二〇〇七年にオーストラリアの研究者が行った研究には、三二八組の母親とその赤ちゃんが参加しました。[*13]七カ月の時点で睡眠に問題を抱えていた赤ちゃんを二グループに分け、一方だけにねんねトレーニングを行ってもらいました。すると、一歳になった時点で睡眠に問題を抱えていた割合は、トレーニングを行っていないグループが五五パーセントだったのに対し、トレーニングをしたグループでは三九パーセントで、明らかに少なくなっていました。また、産後うつ病の検査に使われる質問票の点数も、トレーニングをしたグループのほうがいい、つまり産後うつ病の傾向が少ないことがわかりました。

二〇〇六年には、アメリカの研究者たちが、ねんねトレーニングについての医学論文をまとめて解析しました。[*14] 内容を調べた五二の研究論文のうち四九の研究で、**ねんねトレーニングは夜泣きや寝つきの悪さの改善に効果があった**という結論が出ていました。効果があった割合は、平均で八二％です。残り三つの研究でも、効果もなかったが、悪影響もなかったという結果になっていました。短期的・中期的には、ねんねトレーニングの効果はかなり強い科学的根拠があると考えてよさそうです。

さらにねんねトレーニングが長期的な悪影響を及ぼすかどうかについては、二〇一二年に発表されたオーストラリアの論文が参考になります。[*15] 生後七カ月の時点で睡眠に問題を抱えていた三二六人の赤ちゃんたちを、ねんねトレーニングを行うグループとそうでないグループに分け、その後五年間追跡しました。すると、どちらのグループでも子どもたちの問題行動やストレスレベルに差はなかった、つまりこの研究で調べた範囲では悪影響はなかったという結果になりました。

「泣いたら抱っこすべき」科学的根拠《エビデンス》はあるか

また、愛着形成を重視する立場から、「泣いたらすぐ抱っこ」しなければいけないと強調されることがあります。眠るときは泣いてもすぐ抱っこしないねんねトレーニングとは、完全に真逆の考え方に思えるかもしれません。これについては、どう考えたらいいでしょうか？

愛着とは、「人と人との絆《きずな》を結ぶ能力であり、人格のもっとも土台の部分を形造っている」ものです。[*16]

安定した愛着を形成している子は、自分は愛される価値のある人間であるとか、周りの人は信頼できるといったポジティブなものの見方を身につけ、大人になってからいい対人関係を築けるようになります。

逆に愛着形成が不安定だと、相手を信頼しにくく、上手に助けを求められなかったり、相手をコントロールしようとしたりする傾向があります。

安定した愛着を形成するためには、特に生後六カ月から一歳半頃までの時期に、特定の養育者が子どものニーズに適切に反応してあげることが大切です。ねんねトレーニングは子どもの泣きにあえて反応しないことがあるので、ねんねトレーニングが愛着形成を傷つけてしまうのではないかという疑問は、当然のものだと思います。

実は、この問題に答える研究も行われています。

一つは、オランダの研究者が二〇〇〇年に発表した論文があります[*17]。赤ちゃんがいる五〇の家庭を、生後三週間から九カ月まで三週間ごとに訪問して、泣きの様子や親の対応を観察しました。そして赤ちゃんが一歳三カ月になったときに愛着パターンを評価しました。すると、愛着形成が不安定なグループの中で回避型と呼ばれるタイプ（養育者にあまり愛着を示さず、無関心に振る舞い距離を置くタイプ）の子は、安定型の子よりも、泣いたときに親がすぐに反応してあやす傾向が強かったことがわかりました。

また、二〇〇九年にも同様のテーマの論文がアメリカから発表されています[*18]。この研究では、一歳の子ども四四人を対象に、子どもが寝ているときの様子や親との関わりを三日間ビデオテープで撮影させてもらい、さらにその後の実験で子どもの愛着パターンを評価しました。すると、夜泣きに全く反応しない家庭とその他の家庭を比べても、子どもの愛着パターンに有意な差はありませんでした。また、泣いた時の親の対応に一貫性がない家庭の子は、不安定な愛着パターンを持つ傾向にありました。

これらの研究からは、**夜泣きしたときすぐ抱き上げなくても愛着形成に問題はない**ことがわかります。むしろすぐに反応しすぎてしまうのはよくない可能性がありますが、これは親に余裕がなく、赤ちゃんの泣きに焦《あせ》って対応しているからかもしれません。また、親の対応が毎回ばらばらであることも、不安定な愛着形成のリスクになる可能性があるようです。

そもそも、愛着形成とは夜中の対応の仕方だけで決まるものではなく、一日の生活全体を通して育《はぐく》まれるものです。夜中に親がさほど敏感に反応しなくても、日中に子どものニーズを汲《く》み取って反応し、ある程度スキンシップを持てていればそれでいいのです。**二四時間赤ちゃんが泣いたらすぐかけつけることと引き換えに、親が睡眠不足になって、笑顔がなくなり、日中の関わりの質が低下するとしたら、それこそ本末転倒**になってしまいます。

お子さんがぐっすり眠れるよう適切なサポートをすることは、お子さん自身にとっても、お母さんお父さんにとっても、必ずプラスになります。ねんねトレーニングは、効果と安全性が科学的に証明されている方法です。ご家庭の中でもぜひ活用していただきたいと思います。

乳幼児突然死症候群のリスク

「頭の形がよくなる」から うつ伏せ寝がよい

↓

× NG!

以前は「頭の形がよくなる」などの理由で、うつ伏せ寝が勧められた時代もありました。しかし、現在では赤ちゃんの安全面から、仰向《あおむ》け寝が推奨されています。ただ、赤ちゃんが寝返りをするようになると、お布団に置いた瞬間に寝返りをしてしまい、仰向けで寝かせられない、と悩むママ・パパは多いです。

こんなときは、いったいどうしたらいいのでしょうか?

仰向け寝が推奨されている一番の理由は、乳幼児突然死症候群(SIDS)のリスクを下げるためです。SIDSは、元気な赤ちゃんが寝ている時などに突然亡くなってしまう、原因不明の病気です。SIDSは旧約聖書にも記載があるほど古くから存在する病気ですが、病気として名前がついたのは一九六〇年代です。特に生後二～六カ月の間に多く、日本でも毎年一〇〇人前後の赤ちゃんがこの病気で亡くなっています。

欧米では一九七〇年代から八〇年代にかけて、うつ伏せ寝が一大ブームになりました。赤ちゃんはうつ伏せのほうがよく寝るし、頭の形もよくなるというメリットがあったためです。一九八〇年代には、日本でもうつ伏せ寝が広がってきていました。しかし、そのうつ伏せ寝が推奨された結果、突然死する赤ちゃんが増加してしまったのです。一九八〇年代後半からSIDSとうつ伏せ寝の関係が指摘され始め、アメリカでは一九九四年、仰向け寝推進キャンペーンが始まったことをきっかけに、SIDSは激減しました。

SIDSの原因はまだはっきりしていませんが、赤ちゃんの呼吸がまだ未熟であることが関係しているようです。赤ちゃんが寝ている間に一時的に無呼吸になったとき、目を覚ます反応が遅れてしまって起こるという説があります。周囲に置いてある物により呼吸が妨げられる窒息とは異なり、赤ちゃんがもともと持っている性質に、リスクとなる環境因子が重なって起こるようです。

SIDSのリスク因子はさまざまなものがありますが、**一番大切なのは、赤ちゃんを仰向けで寝かせること**です。しかし、寝かせるときは仰向けでも、ママ・パパが寝入った後にうつ伏せになってしまうこともありますよね。実はアメリカ小児科学会は、仰向けからうつぶせ、そしてうつぶせから仰向けの両方向の寝返りがスムーズにできるようになった子は、うつぶせになってしまったのを必ずしも戻さなくてもいい、と述べています。[*12]

これについて、いくつか関連する研究結果がありますので、ご紹介しましょう。

一九九二年から一九九六年にかけてヨーロッパで行われた研究では、七四五人のＳＩＤＳ症例と二四一一人のコントロール群を比較しています。[*19] ＳＩＤＳの発症は低月齢の子に多く、この研究でも発症のピークは生後一〇週で、調べた赤ちゃんの八二パーセントが六カ月未満です。つまり、この研究結果には、まだ寝返りがスムーズにできない子が多く含まれていると考えられます。このような場合、仰向けで寝かせられた子の中で、発見時にうつぶせだった子が発症するオッズは、発見時に仰向けまたは横向きだった子の一六・六倍になっていました。

また、一九九七年から二〇〇〇年にかけてカリフォルニアで行われた研究では、一八五人のＳＩＤＳ症例と三一二人のコントロール群を比較しています。[*20] この研究ではいつもどんな姿勢で寝ていたのかも調査したところ、いつも仰向けで寝ているのに、その時たまたまうつ伏せだった子は、いつもうつ伏せの子より五倍以上もオッズが高かったのです。

つまり、**特にリスクが高いのは、低月齢の子がいつもと違ってうつぶせになってしまった時だということです。**

ベッドには何も置かない。寝返り防止グッズもいらない

そこで一番困るのは、寝返りを始めた頃の赤ちゃんです。まだ自分では仰向けに戻れないのに、就寝時にごろごろ寝返りをしてうつ伏せになってしまうことは、よく経験します。この時、仰向けに戻せばそのまま眠れる子は、ぜひ戻してあげてください。仰向けで寝られるに越したことはありません。

しかし、いくら仰向けに戻してもすぐうつ伏せになってしまう子は、それだとなかなか眠れなくなってしまいます。我が家の息子も、いくら仰向けにしても気づいた時にはうつ伏せで寝ている状態でした。また、私がこれまでお話ししたママの中には、保育園で仰向けに寝かせるよう言われたので、ずっと仰向けに押さえていないと寝かせられない、という方も何人もいらっしゃいました。このような場合は、うつ伏せになった赤ちゃんがそのまま寝つくまで呼吸を見守り、寝ついた後にそっと仰向けに戻してあげるのがよいでしょう。

また、寝返りを始めて間もない赤ちゃんは、夜中もいつ寝返ってしまうかヒヤヒヤするものです。寝かしつけのときにいくら頑張って仰向けで寝かせても、その後ママ・パパがぐっすり寝入っている間に寝返りをしたら、仰向けに戻してあげることはできません。夜中気づ

いた時に戻すことはできるかもしれませんが、寝ている間ずっと監視しているのは不可能です。

不意の**寝返りを防ぐためのクッションも市販されているのですが、これらを使用するのは、残念ながらおすすめできません。**というのも、アメリカでは二〇一〇年までの一三年間に、寝返り防止クッションによる窒息が原因で亡くなったと考えられる一～四カ月の赤ちゃんが一二人いると発表されているのです。アメリカ食品医薬品局は現在、このようなクッションの使用をやめるよう呼びかけています[*21]。

一番大切なのは、ママ・パパが寝ている間にうつ伏せになってしまってもリスクが最小限になるよう、**柔らかい布団や枕、ブランケットなどを使わないこと**です。これは、どんな月齢のお子さんでも共通する大切なポイントです。

欧米では、**ブランケットや枕などを何も入れない、空っぽのベビーベッドに寝かせるのが最も安全**といわれています。敷布団は赤ちゃん用の硬いマットレスを利用し、シーツをぴったりと敷いてください。枕やブランケット、掛け布団は使わず、低月齢の赤ちゃんはおくるみでぴったりとくるみ、おくるみを卒業した赤ちゃんは、スリーパーという着るタイプの毛布を着せて寝かせるのがおすすめです。これらは、ベビーベッドではなくお布団で寝かせているご家庭でも同じです。掛け布団なしでは寒いのではと思われるかもしれませんが、室温や服装、スリーパーの厚さで調節しましょう。暑すぎる環境もＳＩＤＳのリスクといわれていますので、少し涼しいくらいで大丈夫ですよ。

また、**ベビーベッドを使っている場合、赤ちゃんがベッド柵に頭をぶつけるのを防ぐクッション（ベッドバンパー）もおすすめはできません。**ベッドバンパーは寝返り防止用クッションと同様に、アメリカで窒息事故が起きていて、メッシュでないベッドバンパーは一部の州で販売禁止になっています。日本では普通に市販されていますが、ぜひ注意していただきたいと思います。

添い寝、窒息、転落のリスク

同じ寝室で、添い寝をしてあげるべき

↓

✕

NG!

赤ちゃんを布団で寝かせるか、ベッドで寝かせるか、悩む方は多いです。また、住宅の間取りによっては、ママ・パパと一緒の部屋にするのか、別の部屋にするのか迷う方もいらっしゃるかもしれません。ママ・パパの希望や利便性はもちろんですが、ここでは、**赤ちゃん**

の安全性をどう確保するかについてお話ししていきたいと思います。

前節でもお話しした乳幼児突然死症候群（ＳＩＤＳ）について、厚生労働省が勧めているのは、**仰向けに寝かせること・できるだけ母乳で育てること・禁煙すること**の三つなのですが[*22]、アメリカ小児科学会のガイドラインでは、他にもいくつかのポイントが示されています[*12]。

母親がタバコを吸うと、子どもの突然死は二七倍増える

なかでも議論が巻き起こっているのは、「親と同じ寝室で、別のベッドに寝かせるのがよい」というものです。**日本のご家庭の多くは、川の字または添い寝ですが、実は添い寝はリスクが高い**という説があるのです。

この根拠となる研究結果をいくつかご紹介しましょう。

前節でご紹介した、ヨーロッパの二〇の地域で行われた研究をまとめた論文では、七四五人のＳＩＤＳで亡くなった赤ちゃんと、二四一一人の健康な赤ちゃんを比較して、違いを調べています[*19]。すると、**タバコを吸っている母親の場合、添い寝をするとＳＩＤＳになるオッズ比は生後二週で二七倍**、生後二六週でも七・五倍でした。一方で、タバコを吸わない母親でも、赤ちゃんが生後八週までは添い寝でＳＩＤＳのリスクが高くなることがわかりました。

一九八七〜二〇〇三年の間にヨーロッパやニュージーランドで行われた五つの研究をまとめて解析した論文では、一四七二人のSIDSで亡くなった赤ちゃんと、四六七九人の健康な赤ちゃんを比較しています。[*23] この研究では、赤ちゃんが一五週未満なら、母乳または混合育児で、両親がタバコを吸わず、お酒も飲まない場合でも、添い寝だとリスクが高まるという結果でした。

添い寝がなぜSIDSのリスクを高めるのかについては、親の布団がかかってしまったり、親が寝返りをした際に潰されてしまったりすることや、一緒に寝ることで赤ちゃんが温められすぎてしまうことが想定されています。まだ原因はよくわかっていないのですが、先にご紹介したような研究結果を参考に、私は、**特に生後三カ月未満は添い寝を避けることをおすすめしています。**

それでも添い寝をするならば……

しかし、それでも添い寝自体は悪くないと主張する研究者もいます。たとえば、多くの家庭で添い寝をしている日本ではSIDSが非常に多いのかというと、そうではありません。添い寝文化のアジア諸国ではSIDSリスクが低いことがわかっています。[*24] SIDS研究の多くは添い寝文化のない欧米のものなので、いつも添い寝している赤ちゃんではなく、たまたま理由があって添い寝をした赤ちゃんのＳＩＤＳリスクが高いのではないか、という意見もあります。日本のＳＩＤＳ研究は数少なく、添い寝の有無について調べたものは今のところないようです。

添い寝にも母乳育児がしやすいなど多くのメリットがありますし、文化的なことも考えると、添い寝は禁止すべきとまでは私も思いません。

どんな月齢でも、もし添い寝をする場合には一緒に寝る親はアルコールやタバコ、睡眠薬の摂取はやめましょう。先ほど述べたように、タバコを吸う親と赤ちゃんが添い寝すると、ＳＩＤＳのリスクは非常に高くなります。

加えて、布団やベッドを安全な環境に整えることが大切です。前の項目でもお話ししたように、赤ちゃんは硬いマットレスや布団に寝かせ、シーツはしわができないようにぴったりと敷きます。**ソファでの添い寝は非常に危険**です。また、**一般的な大人用敷布団も柔らかすぎる物が多いので注意**してください。枕や掛け布団、ブランケット、柔らかいおもちゃなどは置かないようにしましょう。赤ちゃんにはおくるみまたはスリーパーを着せ、親も厚着をして枕や掛け布団なしで眠るのが一番安全です。

柵のない大人用のベッドでの添い寝は、特に注意が必要です。柵のないベッドでは転落が心配だからです。一般に市販されている転落防止用ガードは、対象月齢は一八カ月以上です。対象月齢未満の赤ちゃんに使用した場合、**赤ちゃんが転落防止用ガードとマットレスに挟まれてしまう危険性があります。**ガードを使用せず床にクッションを積んで転落に備えているご家庭もあるかもしれませんが、クッションに落ちた時の窒息が心配です。実際に日本でも、ベッドガードとマットレスに挟まれたり、ベッドから転落してクッションで窒息した事例が報告されています。*25 大人用ベッドで添い寝するなら、壁などに三方を囲まれた十分広いベッドで、壁とママの間に赤ちゃんを寝かせるのがいいでしょう。そういった状況を作るのが難しい場合は、ベッドを一旦分解して、マットレスを床に置いて寝るのがいいのですが、この場合もマットレスの硬さには十分注意してください。

添い寝は希望していないけれど、どうしてもベビーベッドは置きたくないという場合には、別の布団に川の字で寝る方法がいいと思います。ＳＩＤＳの研究は欧米のものがほとんどなので川の字だとリスクがどうなるかは研究結果がありませんが、親の布団の隣に赤ちゃんのマットレスを敷いて寝かせれば、一緒の布団で添い寝するよりはリスクを軽減できるかもしれません。**ママ・パパの布団が赤ちゃんにかからないよう、少し離れたところに赤ちゃんの**

布団を敷けば、なお安心です。ただし、赤ちゃんが布団と布団の隙間などにはまり込んでしまうリスクはやはりあるので、可能であればベビーベッドを利用するのがおすすめです。

もちろんご家庭や住宅の状況によって、完全に安全な環境を作るのが難しい場合もあると思います。どんなリスクがあるのかを知った上で、それぞれの家庭に合った寝室環境を作っていただけたらと思います。

幼児期以降の睡眠トラブル①

寝る前は子どもの好きなことをやらせてよい

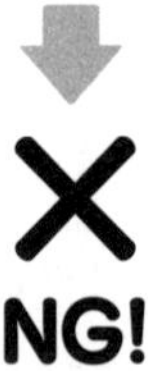

赤ちゃんの睡眠トラブルで多いのは、夜中に何度も起きて泣いたり、寝かせようと思っても泣いてばかりでなかなか寝なかったりというものです。しかし、幼児期に入ってくると、また違ったタイプの睡眠トラブルが増えてきます。
この時期のお子さんに多いのは、「しつけ不足型の不眠」と呼ばれるものです。**この日本語の名称は、なんだかママ・パパを責めているような感じがして私はあまり好きではない**の

ですが、英語では limit-setting type と呼ばれます。

これはたとえば、寝る時間になってもまだ遊びたいという気持ちが勝ってしまい、「もう一杯水が飲みたい」「もう一冊絵本を読んでほしい」など次々と要求を繰り出してきて、就寝時間がどんどん遅れてしまうというものです。就寝時間が遅くなってしまうため、朝になってもなかなか起きられず、保育園や幼稚園に遅刻してしまったり、日中眠そうにしていたりする場合もあります。これでは、日中の一番活動できる時間帯に思いっきり活動できません。生活リズムが乱れたまま大きくなってしまうと、それを小学校、中学校まで引きずってしまい、学習にも悪影響を及ぼす可能性があります。

決めたルールはまずママ・パパが守る

ただ、悲観する必要はありません。こういった場合、対処法は単純で、**ママ・パパ自身が、子どもに言ったことを必ず実行するように決めればよい**のです。たとえば、「この絵本を読んだら寝るよ」と言ったのに、子どもが泣けば、「じゃあもう一冊ね」となってしまう。最初は「ジュースはダメよ」と言っていたのに、泣いて騒がれるのが困るので結局ジュースを与えてしまう。私も含めてですが、よくないとはわかっていても、ついやってしまうことはあると思います。しかし、泣けば要求を受け入れてもらえると経験した子どもは、その後もどんどん要求をエスカレートさせて、どこまで許されるのか探ってくるようになってしまうのです。まさに、普段のしつけです。**決めたルールや約束が守れるか、まずママ・パパのほうが試されているのです。**

こうした睡眠トラブルで困っている方にまずやっていただきたいのは、それぞれでのご家庭でのルールをはっきり決めて、子どもにわかりやすく示すことです。まずは寝る前にやることを決め、それを順番に絵で書いたポスターを作ります。話し合いがある程度できるお子さんでしたら、お子さんの意見も聞いてみてください。絵本など、寝るのが楽しみになるような活動を取り入れて、やることリストを作り、子ども自身にしっかり納得してもらいましょう。

お風呂→パジャマを着る→歯みがき→トイレ→絵本→寝る、といったシンプルなもので十分です。あとはこれをリビングに貼っておいて、毎晩確認しながら行っていきます。ポスターにシールを貼る欄を作っておいて、一つひとつの行動ができたらごほうびシールを貼らせてあげるのも効果的です。子どもが嫌がっても叱る必要はありませんが、子どもの言いなりになるのもよくありません。ポスターを見せて淡々と説明し、親が決してぶれないことが大切です。そして、もう一つ大切なポイントが、起床時間です。どんなに就寝時間が遅くなったとしても、朝は必ず毎日同じ時間に起こすようにしましょう。

ただし、三歳以上で保育園に通っているお子さんは注意が必要です。三歳頃になると半数近くのお子さんはお昼寝が必要なくなってきますが[*5]、それにもかかわらず保育園で長時間昼寝していると、なかなか夜眠れず、就寝時間が遅くなる場合もあります。お昼寝の時間を減らすことができないか、保育園で相談してみてください。しかしそれが難しい場合、昼夜合わせて睡眠時間が十分確保できていて（三〜五歳は一〇〜一三時間）、朝起きられるのであれば、就寝時間が多少遅くなってしまっても許容範囲だと思います。

就寝時、泣き叫ぶ子どもも比較的多い

また、幼児期から学童期にかけて、暗闇を怖がるようになったり、悪夢をみたりする子や夜驚症《やきょうしょう》（就寝中に突然、叫んだり泣いたりする）などの子も出てきます。

本来寝室は真っ暗なほうが睡眠は深くなりやすいのですが、暗いのが怖いという子には、寝室に小さなライトをつけて寝かせてあげてもよいでしょう。明るい光、ブルーライトは、睡眠ホルモンであるメラトニンの分泌を抑えてしまいます。ライトは電球色（オレンジ色）

でできるだけ薄暗く、床に置くタイプのものがおすすめです。

お子さんが怖い夢を見て起きてしまう場合は、たとえば主人公が夢を見た後に目を覚ますような絵本などを利用して、夢は現実とは違うことを教えてあげましょう。また、怖い夢の続きを一緒に創作して、ハッピーエンドで終わらせてあげるのもいいでしょう。

夜中に目を開けて泣き叫んだり、歩き出したりするのは錯乱性覚醒、睡眠時遊行症、夜驚症といった病気が多いのですが、いずれも深い睡眠の間に中途半端に覚醒してしまうことが原因です。こういった**症状のあるお子さんは比較的多く、数パーセントから数十パーセントもいる**といわれています。病気の名前は知らなくても、実は困っているというママ・パパも多いのです。夜中に叫んだり動いたりしている時は、夢を見ているわけではありません。しかし完全に起きているわけでもないので、びっくりしたママ・パパが必死になだめても、本人は理解できません。また起こそうとしても起きないどころか、余計に興奮してしまいます。**症状が軽く、月に数回起こる程度なら、普通は詳しい検査や治療の必要はありません。**生活リズムが乱れている場合はできるだけ整え、発作時は安全を確保した上で見守っていると、そのうちに自然となくなっていく場合が多いようです。

悪夢と夜驚症などの症状は似ていますが、いくつか見分けるポイントがあります。悪夢で起きるのは朝方に多いのに対し、夜驚症では夜の前半に多いです。また悪夢は子ども自身が覚えている一方で、夜驚症は発作時のことを何も覚えていないという特徴があります。

しかし症状が典型的でなく区別が難しい場合や、非常に激しい症状の場合は、他の病気でないかを調べるため、検査をすることもあります。心配な方は小児科などで相談してみてください。

乳幼児期の睡眠や健やかな生活リズムは、子どもの成長発達、そして小学校以降の学習習慣を支える大切な土台です。まずは正しい知識を持って、ご家庭の中でよい習慣をつけてあげることを目指しましょう。

幼児期以降の睡眠トラブル②

睡眠不足解消のため、週末は朝たっぷり眠る

↓

× NG!

前節まででお話ししてきたとおり、子どもの睡眠時間を十分確保することはとても大切です。そして近年では、睡眠時間だけでなく、睡眠をとる時間帯についても研究が進んでいます。大人では、生活が夜型になっていたり、週末に朝寝坊をしているような場合、生活習慣病などのリスクが高まることがわかっていますが、子どもでも同様に健康への影響があることがわかってきているのです。

たとえば、二〇一二〜二〇一六年にかけて、一二〜一七歳の中高生八〇四人を対象に行われたアメリカの研究があります。[*26] この研究では、五日間にわたって活動量の測定を行うと同時に、体脂肪率の測定、そして食事や生活に関するアンケート調査を行いました。すると、女子では、**夜型の生活をしていたり、平日に比べて週末に朝寝坊しているほど肥満傾向にあり**、その傾向は週末の朝寝坊の場合のほうが強いことがわかりました。睡眠時間が短いこと

でも肥満は増えることがわかっていますが、今回の結果は、睡眠時間の長さによる影響を取り除いて調整したものです。男子では明らかな差は認められなかったものの、夜型や週末の朝寝坊でやはり肥満が多い傾向がみられました。

睡眠をとる時間帯は、人間の体が刻む一日のリズムである体内時計と関係しています。この体内時計が乱れていたり、社会生活のリズムと合わなくなっていると、日中のパフォーマンスや健康に問題がでてきます。

一〇代の子どもたちの多くは、学校に通うため、朝それなりに早く起きなければいけません。部活の朝練などがあれば、さらに朝早く家を出発することになります。しかしだからといって、早く寝られるわけでもありません。夜は受験のため塾に通い、帰宅後にさらに宿題や自宅学習をする子もいます。または、スマートフォンを使って、延々とSNSで友人とのやり取りが続いたり、動画の視聴に熱中して、いつの間にか深夜になっていたりする場合もあるかもしれません。

睡眠不足解消が引き起こす「社会的時差ボケ」

このように蓄積した睡眠不足は、どこかで解消する必要があります。そこで休日には朝遅くまで寝ているようになるのですが、そうすると、今度はさらに早寝ができなくなります。体内時計はどんどん夜型にずれていき、体にとってはまだ「夜」のタイミングなのに起床時間になってしまい、時差ボケのようなぼーっとした状態で登校することになります。このような状態は、**社会的時差ボケ**とも呼ばれています。

こうした体内時計の乱れは、健康にも問題を引き起こします。今回ご紹介した論文では肥満の増加が指摘されていましたが、これは体内時計の乱れにより、ホルモンの分泌や血糖値の調整が乱れることが主な原因と考えられています。

このような問題を避けるため、幼児期からは特に意識して、朝型の生活に整えることが大切です。いきなり早く寝ようとするよりも、**まずは休日も平日と同じ時間に早起きすることからはじめる**とよいでしょう。多少眠くても毎朝早起きを続けることで、自然と夜も早めに眠れるようになっていきます。

それでは、お昼寝についてはどう考えたらよいでしょうか。子どもがお昼寝をしすぎると夜眠れなくなってよくない、というのはよくいわれることです。前節でも少し触れましたが、赤ちゃんの時はもちろんお昼寝が必要なものの、三歳前後からお昼寝が必要なくなることが知られています。アメリカの二〇〇四年の統計では、一歳半〜一歳一一カ月の子では九八パーセントの子がほとんど毎日お昼寝をしていますが、三歳のときにはその割合は五七パーセントにまで低下しています。

日本では、三歳以上の子どもはお昼寝をすることで就寝時間が遅くなってしまうという研究もあります。たとえば二〇一一年には、**三～六歳の幼稚園児と保育園児を同年齢同士で比較すると、保育園児の方が寝る時間が三〇分以上も遅い**という調査結果が発表されているのです。[*27]

このような研究結果から、子どもが成長したらお昼寝はいらない、というのが一般的な考え方になっています。現在では保育園でもその子の発達に合わせてお昼寝を調節してあげられるように、保育指針の記述が改定されました。四～五歳クラスの一律のお昼寝をとりやめる保育園も、少しずつ増えてきているようです。

しかし、お昼寝が文化として許容されている国では、様子が少し違います。シエスタといえばスペインが有名ですが、実は中国もお昼寝をする文化です。小学校でも長い昼休みが設定され、お昼寝をとる子どもも多いようです。二〇一九年に発表された論文では、中国の小学校四～六年生の子どもたち約三〇〇〇人を対象として、お昼寝と学業成績などの関係が調べられています。[*28] その結果、お昼寝を三〇分～一時間程度している子のほうがおおむね成績がよく、幸福度も高く、問題行動も少ないことがわかりました。

この論文では、子どもたちの夜の睡眠時間はおよそ九時間〜九時間半でした。さて、この数字をどう解釈したらよいのでしょうか？　アメリカ国立睡眠財団が発表している一日の睡眠時間の推奨は、六〜一三歳で九〜一一時間です。九時間〜九時間半というのは、非常に少なくはないのですが、決して多いわけでもありません。三〇分〜一時間のお昼寝を加えても、推奨時間内におさまります。では、夜に一〇時間寝てお昼寝をしなかったとしたら、成績はどうなるでしょうか？　この研究から知ることはできませんが、興味深いところです。

日本では特に睡眠不足の子が多いという背景もあるため、**日中に眠気がある子は、まずは夜の睡眠時間を増やしてほしい**と考えています。昼行性の人間にとって一番大切なのは、夜に十分眠ることです。

しかし、夜の睡眠時間が変わらないのであれば、お昼寝をプラスするのもよいかもしれません。たとえば小学生なら、塾通いでどうしても寝る時間が遅くなる子もいるでしょう。医師として、決してそれがよいことだと申し上げることはできません。しかし、保護者の方が、その子の人生にとってそれが総合的にベストだと判断することはもちろんあると思います。そんな場合は、休み時間に一〇分でもお昼寝をすれば、多少ではありますが睡眠不足を補うことができるでしょう。

子ども本人の希望やお昼寝が可能な環境かどうかも関わってきますが、夜の睡眠時間が変わらない程度なら、お昼寝は精神面でも学業面でもよい影響があるかもしれません。

MM, Smuk M, et al. Bed sharing when parents do not smoke: is there a risk of SIDS? An individual level analysis of five major case-control studies. BMJ Open. 2013 May 28;3(5).

*24 Davies DP, Gantley M. Ethnicity and the aetiology of sudden infant death syndrome. Arch Dis Child. 1994;70(4):349-53.

*25 日本小児科学会．No.070 ベッドガード使用時の窒息 [https://www.jpeds.or.jp/modules/injuryalert/index.php?did=89]

*26 Cespedes Feliciano EM, Rifas-Shiman SL, Quante M, Redline S, Oken E, Taveras EM. Chronotype, Social Jet Lag, and Cardiometabolic Risk Factors in Early Adolescence. JAMA Pediatr. 2019 Sep;173(11):1049-57.

*27 大井晴策，福田一彦．幼児の昼寝と生活習慣について．日本家政学会誌．2011;62(10):677-9.

*28 Liu J, Feng R, Ji X, Cui N, Raine A, Mednick SC. Midday napping in children: Associations between nap frequency and duration across cognitive, positive psychological well-being, behavioral, and metabolic health outcomes. Sleep. 2019.

Nov;31(9):976-82.
＊12 Task Force On Sudden Infant Death Syndrome. SIDS and Other Sleep-Related Infant Deaths: Updated 2016 Recommendations for a Safe Infant Sleeping Environment. Pediatrics. 2016;138(5).
＊13 Hiscock H, Bayer J, Gold L, Hampton A, Ukoumunne OC, Wake M. Improving infant sleep and maternal mental health: a cluster randomised trial. Arch Dis Child. 2007 Nov;92(11):952-8.
＊14 Mindell JA, Kuhn B, Lewin DS, Meltzer LJ, Sadeh A, American Academy of Sleep M. Behavioral treatment of bedtime problems and night wakings in infants and young children. Sleep. 2006;29(10):1263-76.
＊15 Price AM, Wake M, Ukoumunne OC, Hiscock H. Five-year follow-up of harms and benefits of behavioral infant sleep intervention: randomized trial. Pediatrics. 2012 Oct;130(4):643-51.
＊16 岡田尊司．愛着障害～子ども時代を引きずる人々：光文社新書；2011.
＊17 van IMH, Hubbard FO. Are infant crying and maternal responsiveness during the first year related to infant-mother attachment at 15 months? Attach Hum Dev. 2000;2(3):371-91.
＊18 Higley E, Dozier M. Nighttime maternal responsiveness and infant attachment at one year. Attach Hum Dev. 2009;11(4):347-63.
＊19 Carpenter RG, Irgens LM, Blair PS, England PD, Fleming P, Huber J, et al. Sudden unexplained infant death in 20 regions in Europe: case control study. Lancet. 2004 Jan;363(9404):185-91.
＊20 Li DK, Petitti DB, Willinger M, McMahon R, Odouli R, Vu H, et al. Infant sleeping position and the risk of sudden infant death syndrome in California, 1997-2000. Am J Epidemiol. 2003 Mar 1;157(5):446-55.
＊21 アメリカ食品医薬品局．Do Not Use Infant Sleep Positioners Due to the Risk of Suffocation [https://www.fda.gov/consumers/consumer-updates/do-not-use-infant-sleep-positioners-due-risk-suffocation#1]
＊22 厚生労働省．乳幼児突然死症候群（SIDS）について [https://www.mhlw.go.jp/bunya/kodomo/sids.html]
＊23 Carpenter R, McGarvey C, Mitchell EA, Tappin DM, Vennemann

第四章　注

＊1　WHO. Guidelines on physical activity, sedentary behaviour and sleep for children under 5 years of age. 2019 [http://www.who.int/iris/handle/10665/311664]

＊2　Mindell JA, Sadeh A, Wiegand B, How TH, Goh DY. Cross-cultural differences in infant and toddler sleep. Sleep Med. 2010 Mar;11(3):274-80.

＊3　Sivertsen B, Harvey AG, Reichborn-Kjennerud T, Torgersen L, Ystrom E, Hysing M. Later emotional and behavioral problems associated with sleep problems in toddlers: a longitudinal study. JAMA Pediatr. 2015 Jun;169(6):575-82.

＊4　Taveras EM, Gillman MW, Pena MM, Redline S, Rifas-Shiman SL. Chronic sleep curtailment and adiposity. Pediatrics. 2014 Jun;133(6):1013-22.

＊5　Weissbluth M. Naps in children: 6 months-7 years. Sleep. 1995 Feb;18(2):82-7.

＊6　Czeisler CA, Duffy JF, Shanahan TL, Brown EN, Mitchell JF, Rimmer DW, et al. Stability, precision, and near-24-hour period of the human circadian pacemaker. Science. 1999 Jun 25;284(5423):2177-81.

＊7　Zee PC, Manthena P. The brain's master circadian clock: implications and opportunities for therapy of sleep disorders. Sleep medicine reviews. 2007 Feb;11(1):59-70.

＊8　Mindell JA, Telofski LS, Wiegand B, Kurtz ES. A nightly bedtime routine: impact on sleep in young children and maternal mood. Sleep. 2009 May;32(5):599-606.

＊9　Mindell JA, Li AM, Sadeh A, Kwon R, Goh DY. Bedtime routines for young children: a dose-dependent association with sleep outcomes. Sleep. 2015 May 1;38(5):717-22.

＊10　Forbes EE, Williamson DE, Ryan ND, Birmaher B, Axelson DA, Dahl RE. Peri-sleep-onset cortisol levels in children and adolescents with affective disorders. Biological Psychiatry. 2006;59(1):24-30.

＊11　Obayashi K, Saeki K, Kurumatani N. Association between light exposure at night and insomnia in the general elderly population: the HEIJO-KYO cohort. Chronobiology international. 2014

第五章

「体罰」が子どもの脳を傷つける

毎日の食事や睡眠と同じように、子どもの成長発達の「栄養」となるのが、「遊び」や「学び」です。

時代や文化によっても子育ての方法は違いますし、全ての子どもに当てはまる正解というのはないでしょう。

しかし、子どもの能力をできるだけ伸ばすため、できることはなるべくやってあげたいというのが親心です。

調べてみると、スマートフォンなどの情報機器とどのように関わっていけばよいのか、体罰は子どもにどのような影響を及ぼすかなど、科学研究の力で新しくわかってきたことも、たくさんあります。

この章で解説する研究結果の中には、読者のみなさんのこれまでの考え方を改めて確認できる部分もあれば、これまで考えていた常識や、すでに決めていた保育・教育の方針とは違っていることもあるかもしれません。

それでも、研究結果という数字で見ることで、「こういう考え方もあるのだな」と新しい考え方を取り入れるヒントを得ることができると思います。

子どもたちによりよい遊びや学びを提供するために、活用していただきたいと思います。

子どもとテレビ、スマホ、タブレット

子どもにとってテレビや動画は「悪」である

NG!

テレビやタブレットを子どもに見せていいのかどうか、迷っているママ・パパも多いのではないでしょうか。テクノロジー企業のトップが、「自分の子どもにはスクリーンを見せる時間をきっちり制限していた」という話があったり、「教育的な内容であれば大丈夫」「二歳までは見せてはいけない」などいろいろな意見があって、何が正しいのか混乱してしまいます。実際の研究では、どんなことがわかっているのでしょうか？

テレビを見ることで語彙力がアップしたデータも

アメリカの研究者たちは、一九九四年から二〇〇〇年にかけて五～七歳の子どもを調査した結果を発表しています[*1]。それによると、六～七歳時点での読解力・語彙《ごい》力テストや短期記憶のスコアは、三歳未満の時にテレビを見ていた時間が多ければ多いほどわずかに低下していましたが、語彙力については、三〜五歳時点でのテレビ視聴時間が多いほど、わずかに上昇していました。

年齢によってテレビの影響に違いがあるのは、子どもたちの理解力が異なるからだと考えられています。実は、子どもがテレビ番組の意味をきちんと理解できるのは、二〜三歳以降といわれているのです。[*2]

たとえば、二〇〇七年にアメリカから発表された研究では、一歳三カ月〜二歳になるまでの四八人の幼児を対象に、テレビ番組を通して新しい言葉を覚えることができるかが調べられました。[*3]この研究では、子どもたちに物や画面を見せて、実在しない言葉と結びつけるように教えます。いくつかの物の中からクリップを見せながら「あっとん」と言い、最後に『あっとん』をママに渡して」と子どもに伝える、といったような流れです。すると、大人が目の前で実物を見せて教えた場合の正解率は六七パーセント、大人が物の名前を言うビデオを見せた場合は五三パーセントでしたが、人気のキャラクターが登場する幼児向け教育番組を見せて教えた場合は四〇パーセントでした。

まだ内容を理解できない年齢の子どもにとっては、教育的なプログラムであってもただの映像や音であり、教育的な効果はあまり期待できないようです。

一方で、三歳〜一〇代のときにセサミストリートなどの教育番組を見ていると、男の子は高校の成績がよくなるという研究もあります。[4] **教育的な内容のコンテンツであれば、二〜三歳以降にテレビやタブレットを利用するのはいい影響があるかもしれません。**

それでは、テレビやタブレットを見せるのではなく、リビングでつけっぱなしにしているのは、子どもにどんな影響があるのでしょうか？

マサチューセッツ大学の研究者たちは、二〇〇八年に、テレビを流しっぱなしにすることの影響を調べています。[5] ちょうど一歳の子一七人、二歳の子一六人、三歳の子一七人を集め、一時間おもちゃで遊んでもらいました。そのうち三〇分は、お部屋のテレビをつけておき、残り三〇分は消しておきました。すると、**子どもたちがテレビを見るのは六分間に二〜一〇回程度、テレビを三秒以上見ていたのはそのうち三〇パーセント**で、ずっとテレビを見ているわけではありませんでした。テレビをつけた状態だと、おもちゃで遊ぶ時間は五パーセント減少し、集中して遊ぶ時間も減少していたことがわかりましたが、おもちゃを別のものにみたてたり、おままごとのようなロールプレイを含んだりするような複雑な遊びの時間は、テレビがついているかどうかではっきりした差がありませんでした。

テレビがついていると、やはりわずかに気を散らしてしまうという影響はありますが、本当に集中しておもちゃで遊ぶような時間は、あまり変わらないという結果だったのです。

赤ちゃんや二歳頃までの子どもは、教育番組から何かを学ぶのは難しい場合もあるようです。外出先や家事でちょっと手が離せない時など、落ち着いて座らせておくために短時間利用するのはいいと思いますが、毎日それればかりをずっと見つめて遊びの時間が減ってしまうのは、避けたほうがよさそうです。

しかしこれは、テレビやタブレットを見せること自体が悪いという意味ではなく、**大切なのはそれらを利用して何をするか**です。三歳を過ぎて教育番組を理解できるようになった子どもに、学びのための道具として使わせていくのは、むしろある程度必要なことでしょう。海外ではすでに小学校でタブレットやパソコンを利用している学校も多いですし、今後は日本でも、小学校から情報機器を利用した教育が普及していく流れにあります。特にタブレットやパソコンについては、賢い使い方やマナーについて、子どもの頃から少しずつ教えていくことが必要になってくると思います。

おもちゃは知能指数とは無関係である ➡ ✕ NG!

現在は、おもちゃ売り場やインターネット通販で、あらゆるタイプのおもちゃを買うことができます。子どもにどんなおもちゃを与えるのがよいか、そもそもおもちゃはどのくらい必要なのか、私自身も非常に迷いました。

そもそもおもちゃとは何でしょうか。遊びに関する四〇以上の研究をまとめた論文によると、**遊びは創造的問題解決能力や、協力的な態度、論理的思考力、知能指数などの高さと関連していました。**遊びにより社会的感情的な問題が減り、言語能力が向上して、発達が促されることが確かめられています。[*6] おもちゃは、このような子どもにとって大切な遊びをより充実させるための道具なのです。

やや古い研究ですが、一九七五年に七七人の赤ちゃんを調べた研究によると、**生後六カ月の時点で適切なおもちゃを与えられている赤ちゃんほど、三歳になった時の知能指数が高い**ことがわかりました。[*7]

それでは、どんなおもちゃが子どもにとって適切なのでしょうか。具体的なおもちゃでいうと、たとえば**ブロック遊びはやはり子どもの発達によい影響を与える**ようです。二〇〇七年にアメリカ・ワシントン大学から発表された研究では、ブロック遊びの効果が示されています。一歳半から二歳半の子どもがいる一七五の家庭を二グループに分け、一方のグループにだけ、プラスチックの組み立てブロックとその遊び方の説明書を渡しました。六カ月後に言語能力のテストを行うと、低〜中所得者では、ブロックを渡されたグループのほうが点数がよくなっていることがわかりました。[*8]

ＳｔｉｍＱとおもちゃ

もちろんブロックに限らず、発達段階にあったおもちゃを与えるのが大切といわれています。

その参考として、子どもに適した家庭環境のスコアリング方法「ＳｔｉｍＱ」というものがあります。[*9] アメリカのニューヨーク大学で開発されたもので、このスコアが高いと心理発達検査の点数も高くなることが研究で示されています。たとえば、生後八カ月の時のＳｔｉｍＱスコアが高いと、二歳になった時の心理発達検査の点数がよくなることがわかっています。つまり、ＳｔｉｍＱのチェック項目に合うおもちゃを選んで与えることが、子どもたちの発達を促す可能性があるのです。

ＳｔｉｍＱの項目を見てみると、たとえば乳児期であれば、ぬいぐるみや人形、ガラガラ、鏡、ボタンを押すと音がなったりしかけが動いたりするおもちゃ、楽器や積み木、ポストボックス、車や電車、お風呂のあひる、おもちゃの電話などがあります。

一〜二歳になると、人形やおもちゃの食べ物、車など、見立て遊びやごっこ遊びに使うおもちゃ、クレヨンやねんどなどアートの道具、パズルやブロック、文字や数字が書いてあるおもちゃ、三輪車など遊びの幅も広がってきます。

三〜五歳では、おもちゃのカテゴリーとしては一〜二歳と同様ですが、ごっこ遊びのおもちゃにしても、くしやカメラ、電話などアイテムが増えてきます。はさみやスタンプ、時計などより複雑な遊び道具も項目に加わっています。また、どの年齢でも、絵本の数やその内容の幅、そして週に何日絵本を読んでいるかも項目に入っています。

日本語では、公の機関が出している資料はあまりないのですが、おもちゃメーカーなどが出している月齢別のおすすめおもちゃなどを参考に、できるだけ幅広く用意してあげるとよいのではないかと思います。

大人の適切な関わり方が重要

また、おもちゃを使ってママ・パパとどのように関わっていくかもとても大切です。

二〇一〇年のイスラエルの研究では、一歳半から三歳までの子どもたち一〇二人を対象に、親がおもちゃをどう与えるかによって子どもたちがどんな影響を受けるか調べています。[*10]

この研究では、人形とおもちゃのお皿、カップやスプーンとフォーク、枕とスカーフ、絵本が置いてある部屋で三〇分間、子どもたちに遊んでもらいました。セッションは二回行われ、一回はおもちゃがランダムに部屋の中に置かれた状態にしましたが、もう一回のセッションでは、たとえば人形の前にお皿とコップ、スプーンとフォークが食事の時のように並べてあったり、人形が枕の上に寝転んで、その上にブランケットのようにスカーフがかかっていたりするようにしたのです。

そして子どもたちが遊んでいる様子をビデオに撮影して解析したところ、ポジティブな社会的行動が見られた回数は、おもちゃをランダムに置いていた場合で平均二・七八回、遊びのストーリーを連想させるように置いていた場合で四・一四回と、後者のほうが明らかに増えていたのです。

もちろん一人遊びも、自分のペースで探索して想像力を養う役割があり必要なものではありますが、**スキルを発達させるためには、大人が適切な関わりをしながら遊ぶことがより重要です**。[*11]

いないいないばあや手遊び歌をしたり、文字や数字を教えたりすることは、大切な関わりです。また、普段の生活の中でも一緒にお買い物をしながら物の名前を教えたり、一緒にエレベーターのボタンを押したりするなど、遊び・学びの機会は溢れています。

おもちゃは大切なものですが、遊びにおいては主役ではなく、あくまで補助的な道具です。大人が関わりながら、普段の生活の中でも子どもとのやり取りや遊びを楽しむことが、学びにつながっていくのではないでしょうか。

子どもと読み聞かせ

絵本はただ読み聞かせるだけでよい ⇩ ✕ NG!

赤ちゃんは生まれたばかりの頃から、周りの環境を通してさまざまな知識やスキルを獲得します。

なかでも、「読み書き算盤《そろばん》」というように、読み書き能力の大切さは昔から認識されてきました。

赤ちゃんや幼児のお子さんが、物語のストーリーを大人と一緒に楽しみ、語彙や言語そのものを学ぶために絵本が適していることは、疑う余地はあまりないでしょう。

しかし絵本のよさは、それだけではありません。本を持ち、書かれた文字を言葉として認識し、一ページ目から順番にページをめくって読み進める力は、読み書きに必要な能力を総合的につけることにつながります。絵本の読み聞かせは、ものごとを学ぶ力の基礎を身につけるための、必要不可欠な教育といえるでしょう。

日本では、乳児健診の際に絵本をプレゼントする自治体があります。アメリカでも一九八九年から三〇年以上にわたり、小児科医が中心となって、「Reach Out and Read」という絵本のキャンペーンが行われています。このキャンペーンでは、まず子どもに本を読み聞かせするやり方を親に教えます。指さしたり、出てくるものの名前を教えたり、子どもに質問を投げかけたりしながら読み進めていきます。さらに、家で読み聞かせをするための本も実際に親に手渡すのです。

このキャンペーンの効果は、複数の研究で検証されています。

たとえば、二〇〇一年には、移民だったり、英語が十分に話せなかったりする家庭の子どもたちを対象に行われた研究が発表されました。研究者たちはこの研究の中で、キャンペーンを三年前に始めたクリニックと、三カ月前に始めたばかりのクリニックに通う二～五歳の子どもたち、合計一二二人を比較したのです。[*12] すると、三年前からキャンペーンを行っているクリニックの子どもたちは、そうでない子に比べて、読み聞かせをする日が週あたり平均で一日多いことがわかりました。さらに、読んだり聞いたりしてわかる語彙も、実際に自分で使って表現できる語彙も、多いことがわかりました。

とはいえ、このキャンペーンは、もともとは恵まれない家庭の子どもたちの読み書き能力を、どのように伸ばしていけるかという視点から行われています。そこで次に、中流階級の家庭での読み聞かせの効果を検証した研究をご紹介しましょう。

ただ絵本を読むだけではもったいない！

二〇〇二年に発表された研究では、アメリカの中～上流階級の家庭の四～七歳の子ども約一五〇人を対象に、家での読み聞かせ環境が、小学校三年生までの言語能力にどう影響するかを確かめています。[*13]

その結果、**本をたくさん読んでいた子は、話を聞いて理解する力が高く、また読んだり聞いたりしてわかる語彙が多かった**のです。また、文字の読み書きを親がよく教えていた子で発達していたのは、言語そのものの知識というよりも、音韻意識や文字についての知識、文字がどのように並べられて文章になるかなど、読み書き能力を身につける上での基礎となる力でした。これらのスキルは、小学校一年生、三年生時点での読解力と関連していました。

やはり、どんな家庭であっても、絵本の読み聞かせは子どもに必要な活動のようです。しかも、**そのまま絵本を読むだけでなく、文字を拾いながら読んだり、子どもに簡単な質問を投げかけたりすることで、総合的に能力を伸ばせる可能性があります。**

比較的新しい研究では、ある時期に大人とたくさん会話をしていると、その後の言語能力が上昇するというものもありました。[*14] これはアメリカの研究者が二〇一八年に発表した研究で、生後二カ月から三歳になるまでの子ども一四六人を対象に家庭内の会話と、一〇年後の知能指数や言語の理解力、語彙力の関係を比較しています。すると、一歳半から二歳になるまでの間の、大人と子どもの会話のキャッチボールの回数や、大人の会話の語数が、一〇年後の知能指数や言語能力に関連していたのです。大人と子どもの会話が増えることは、絵本を通して読み書き能力を伸ばす上でも、重要な要素なのかもしれません。

さらに、読み聞かせの最中の脳の活動を実際に調べた研究からは、読み聞かせを継続することの大切さも読み取れます。三〜五歳の幼児一九人を対象にｆＭＲＩ（機能的磁気共鳴画像法）を用いて脳の活動を調べたところ、**自宅ですぐ絵本を手に取れる環境にあったり、読み聞かせの回数や種類が多かったりするほど、絵本を読んでいる時に脳が活発に活動していることがわかりました**。*15

このように、絵本の読み聞かせ、そしてそれに加えて子どもへの語りかけや会話を継続して行うことは、子どもの読み書き能力を育てるために、非常に大切なようです。乳児や幼児の知育玩具や教材はさまざまなものがありますが、**それらの基本となるのは、やはり絵本と**いえます。

絵本なら、お金をかけなくても、図書館や児童館でたくさん借りてくることができます。子どもが大きくなっても、絵を見たり、文字を学んだり、ストーリーを楽しんだり、その時その時の興味に合わせて楽しむことができるのもメリットです。さまざまな赤ちゃん・幼児向け教育の中で迷った時には、まずは一緒に絵本を開いてみるのもいいのではないかと思います。

早期教育の効果

小学校に入るまでの教育の効果は低い

✕ NG!

就学前の教育の重要性については、ノーベル経済学賞を受賞したアメリカの労働経済学者、ヘックマン博士の研究が非常に有名です。

ヘックマン博士は、**就学前の教育が、最も投資に対する効果が高い**と述べています。[*16]

その根拠の一つとなったのが、ペリー就学前プロジェクトです。このプロジェクトでは、三〜四歳のアフリカ系アメリカ人の子どもたちに二年間の教育プログラムを行い、その子どもたちが四〇歳になるまで追跡しました。その結果、教育プログラムを受けた子とそうでない子は、八歳以降のＩＱには差が出なかった一方で、学力や所得、逮捕されたことのある割合や一〇代での妊娠率などに大きな差が出たのです。

それではいったい、どんな教育であれば子どもの能力を伸ばしていくことができるのでしょうか？

日本で早期教育というと、乳児期から始めるような「脳の開発」系のものもあります。しかし、それぞれの教育メソッドについて、きちんと研究が行われているわけではありません。子どもの成長や発達を踏まえて、どんな教育が妥当であるか考えてみたいと思います。

大切なのは脳だけではない

まず、乳児期から始めるような教育では、脳が発達する時期に合わせて刺激を与えることで、特に右脳の機能を伸ばすことができる、という考え方があるようです。

乳幼児期に脳が発達するというのはたしかに正しいです。

脳の重量は胎児期から乳児期にかけて大きく増えます。正期産で生まれた赤ちゃんの脳は平均で三五〇グラムといわれていますが、六カ月頃に約六六〇グラム、そして一歳頃に約九五〇グラムと、大人の脳の七割程度の重さまで発達します。[*17] その後、シナプスという脳細胞同士の結合もどんどん増えていき、**シナプスの数は乳児期後期～幼児期にかけてピークを迎えます。**一〇歳頃までにはシナプスの刈り込みが行われ、シナプス結合は半減します。[*18]

このようにめざましく脳が発達する乳幼児期に、適切な刺激を与えることは大切です。

たとえば、視力が特に発達するのも乳幼児期です。**目そのものだけでなく、脳の「見る力」が発達するので、この時期に目の病気などできちんと見る経験が積めないと、メガネを**

かけても視力が出ない「弱視」になってしまうことがあります。

しかし、特別なトレーニングを積むことで、右脳の機能を伸ばして特殊な能力を身につけることができるかというと、それにはあまり医学的な根拠や妥当性はないようです。

この話題でよくとりあげられるのは、二〇一三年にユタ大学の研究者たちから発表された研究結果です。*19 七歳から二九歳までの被験者一〇一一人の機能的MRI画像から、脳の機能が左右の半球にどう偏《かたよ》っているのかを調べたのです。その結果、たとえば言語機能は左脳、注意力のコントロールは右脳が主に担っていることがわかりましたが、**全体的に左脳のほうをよく使うタイプ、右脳のほうをよく使うタイプといったような個人差は見られませんでした。**

もちろん、この研究の被験者たちは、ほとんどが特別なトレーニングを積んでいない人たちでしょう。ですから特別なトレーニングの効果の真偽について直接論じることはできません。しかし、一瞬見ただけでなんでも覚えられるとか、そういった特殊な能力を身につけることができたとして、それは本当にその子のためになり、社会の役に立つのでしょうか？

ヘックマン博士は、論文の中で、脳の発達や、スキルを身につけていくプロセスは、遺伝と環境の両方に影響されること、それらは幼い頃からの積み重ねが大切であること、そして認知、言語、社会、感情の能力は関係し合っていることを説明しています。大切なのは、左脳も右脳もバランスよく発達することであり、普段の生活の中で言語能力や社会性、創造性など、生きていくために必要な能力を伸ばしていくことではないかと思います。

最初にご紹介したペリー就学前プロジェクトでは、二五人のクラスに対して四人の教師が教えていました。平日午前中の二時間半のクラスと、週一回一時間半の家庭訪問です。日本でいえば、幼稚園プラス週一回の習い事、というくらいのボリュームですね。このプログラムのポイントは、教師に相談しながらも子どもたち自身が活動計画を立て、発達に応じた適切な活動を行うことです。

モンテッソーリ教育の効果

ここから私が連想したのは、モンテッソーリ教育です。世界的に名前が通っている幼児教育法としては、モンテッソーリ教育、シュタイナー教育、レッジョ・エミリア教育などがありますが、モンテッソーリ教育の効果については、いくつか研究結果を見つけることができました。

たとえば二〇〇六年にアメリカ・ヴァージニア大学とウィスコンシン大学の研究者から発

表された研究では、モンテッソーリ教育の幼稚園や小学校に応募してきたの子どもたちの中で、抽選に当たって入学できた子ども五九人と、抽選に外れて他の学校に入学した子ども五三人を比較しました。五歳の時点では、文字や単語の認識、数学的スキルなどの学力や、実行機能、社会的スキル、善悪の判断などの点でモンテッソーリ教育を受けている子どもたちのほうが優れた結果を残しました。さらに一二歳になった時点でも、物語の構成や社会スキル、学校というコミュニティへの所属感といった点で、モンテッソーリ教育が優れているという結果となりました。[*20]

とはいえ、たとえばモンテッソーリ教育など特定の教育方法がどの子にとっても素晴らしく、他の方法はダメということではないでしょう。本人の興味がないのにお勉強を強制したり、逆に子どもの短期的な興味だけに任せて放っておいたりするのではなく、子どもたちの意欲や自主性を大切にしつつ、その子の能力を伸ばすためにちょうどいい内容かつレベル感の学ぶ経験を与えてあげるための「型」の一つと捉えるのがよいと思います。保育園や幼稚園、家庭などどんな場であっても、またどんな教育方法であっても、その子にとってのちょうどいいバランスで働きかけていってあげることが大切です。

子どもとしつけ

どうしても言うことを聞かない時は体罰もやむを得ない

→ ✕ NG!

今の大人は、まだ体罰が普通という環境の中で育った方も多いのではないでしょうか。小学校の時、道徳か何かの授業の際、先生が「親に叩かれたことがない人はいますか?」という質問をしたことがありました。

たしかその時、手が挙《あ》がったのは、クラスで一人か二人だけでしたが、それでも驚いたのを思い出します。

しかし、時代は変わりました。世界的に、体罰は禁止の方向へ向かっています。

アメリカでは、二〇〇四年の調査では八五パーセントの一〇代の子どもが、体罰を受けたことがあると回答していました。しかし二〇一三年の調査では、**三六歳以下の親の半数は、子どもを叩いたことはないと回答**しています。[*21] **ヨーロッパや南米を中心に、五〇以上の国で子どもへの体罰は法的に禁止**され、日本でも体罰禁止を盛り込んだ改正児童虐待防止法が二

○一九年六月に成立しました。

体罰に「しつけ」の効果はない

体罰はよくないということへの反対意見として、体罰は「しつけ」であるといわれることがあります。

しかし、暴力や恐怖で子どもをコントロールしても、子どもは善悪や社会のルールを学ぶことはできません。

実は、体罰の効果は薄いこともわかっています。二〇一四年の調査では、三三の家庭で母親が数日間レコーダーを身につけ、録音された会話が分析されました。[*22] 一五の家族で体罰が行われていましたが、**言葉で子どもに伝えたわずか三〇秒後に体罰が行われていました。これは、意図的というよりは、衝動的に体罰が行われているのではないかと分析されています。そして、一〇分後には子どもは同じ行動を繰り返していた**のです。結果として、何度も体罰を加えることが必要となり、その程度もどんどんエスカレートしていきやすくなります。

また、**明らかな虐待や怒りに任せた暴力ではなく、しつけのための意図的な体罰であっても、体罰は、子どもに大きな悪影響を与える**ことが、医学研究からもわかってきています。

体罰は、子どもを「攻撃的」にしてしまう

一九九八年から二〇〇五年にかけてアメリカで行われた、二四六一人の子どもを調査した研究では、子どもが三歳の時に月二回以上体罰を行っていると、オッズ比にして一・四九倍、子どもが五歳になった時の攻撃性が高まることがわかりました。[*23]

さらに二〇〇六年のアメリカの研究では、しつけとして体罰を受けている子どもは、実際に暴力行為を行いやすいことがわかっています。[*24] 一〇〜一五歳の子どもとその親一三四組を対象に調査を行ったところ、親から体罰を受けていた子どもはそうでない子どもに比べて、人との関わりの中で暴力に訴えることを容認する傾向が高く、いじめの加害者や被害者となりやすい傾向にあったのです。

体罰は「脳」を萎縮させる

さらに、二〇〇九年にアメリカで行われた研究では、体罰によって脳の前頭葉という部分が萎縮してしまうことがわかりました。[*25] この研究では、一八〜二五歳の若者を一四五五人に聞き取り調査を行い、三年以上にわたって体罰を受けていた二三人と、体罰の経験のない二

二人を選んで脳のＭＲＩ（核磁気共鳴画像法）で画像を撮影しています。ここでは虐待のケースや傷を残すような体罰は対象から除かれていて、しつけのための体罰だけに限って調査が行われました。その結果、**体罰を受けていたグループでは、前頭葉の中前頭回や前帯状皮質と呼ばれる部分の容積が、平均で一四〜一九パーセント程度減少していた**のです。前頭葉は、脳の中でも人間の思考や行動に強く関わっている部分です。**体罰は、脳を萎縮させ、その子の性格を変えてしまう可能性がある**のです。

ＤＶを目にしただけで子どもの脳は萎縮する

さらに、体罰だけでなく、精神的に不適切な関わりであっても、同様の悪影響がもたらされます。二〇一二年に同じ研究者たちが発表した論文によると、**ＤＶを子ども時代に目撃した経験のあるグループでは、後頭葉にある視覚野という部分の容積が、平均で約六パーセント減少している**ことがわかりました。これは、性的虐待を受けた子どもたちと似た変化です。見たくないものを見ないようにするため、脳の形態が変わってしまったと考えることができます。[*26] ここでご紹介した脳の容積についての二つの研究は、現在福井大学教授の友田明美先生[*27]が中心となって、ハーバード大学で行われたものです。

言葉で伝える限界を感じたら、親はどうすればよいのか

とはいえ私自身も、言葉で伝えるだけでは限界を感じることもあります。そんなとき、どのように子どもにいいことと悪いことを教えてあげるのがいいのでしょうか。

アメリカ小児科学会が監修しているウェブサイトでは、子どものしつけの方法についても詳しく解説されています。[*28]

そこでは、二～五歳の幼児がかんしゃくを起こしている時など、言葉で伝えるだけで不十分な場合に、タイムアウトと呼ばれる方法を勧めています。タイムアウトのやり方は、次のとおりです。

1　「(悪い行動) をやめないと、タイムアウトにしますよ」と警告する。

2　それでも悪い行動を繰り返したら、部屋の隅など静かな場所に連れて行く

3　タイマーで時間を測り、年齢×一分間、その場所にいさせる

タイムアウトは罰ではなくクールダウンの時間なのですが、子どもにとって罰のように感

じられることを心配する声もあります。その場合には、タイムインという方法もあります。タイムインではクールダウンの時間をとるのはタイムアウトと同じなのですが、タイムアウトと違い、親がそばに寄り添って子どもを落ち着かせます。

ママ・パパも「タイムアウト」をとっていい

いずれにしろ、ママ・パパ自身が冷静になっていることが大切なポイントです。**イライラしてしまう時は、子どもの安全を確保した上で、ママ・パパ自身のタイムアウトをするのがおすすめ**です。部屋の安全を確保して、トイレや自分の部屋など、落ち着ける場所に行きます。気持ちをリラックスさせるため、音楽を聞く、お茶を飲む、友達やパートナーに電話する、本を読む、瞑想《めいそう》することなどをやってみましょう。**これは、もっと小さな赤ちゃんが泣き止まない場合でも同じです。**赤ちゃんならベビーベッドの中に入れるなど、安全をしっかり確保して、その場を少し離れましょう。

ママ・パパ自身が冷静になるためには、毎日のストレスを減らすことも大切です。あれもダメ、これもダメと言いたくなりますが、細かいルールやマナーを教えるのは後回しにして、**まずは本当にダメなことだけに絞って伝えていく**のも一つの手です。

この本でも、育児の中でこうしたほうがいいかもしれません、という提案をたくさん書いていますが、それは絶対ではありません。どんなにいいことであっても、それが育児に関わる大人の大きなストレスになってしまうのであれば、総合的には逆効果となることもあると思うのです。どんなことがどのくらいストレスになるかは本当に人それぞれです。だからこそ、誰かのアドバイスを聞くだけではなく、正確な情報を得た上で、ママ・パパ自身が取捨選択していく必要があります。

子どものためにも、ママ・パパに息抜きが必要であることに、間違いはありません。**イライラしちゃったな、と思ったときほど、まず自分を大切にしてください。**

そうしてはじめて、子どものことをより大切に育てることができるのだと思います。

子どもと運動

運動は子どもの メンタルヘルスに関係しない

× NG!

子どもにとって、運動は、肥満を予防し、体の動かし方を学んだり、筋力や持久力をつけたりするために大切なものです。さらに、**学童期から思春期にかけての運動は、メンタルヘルスによい影響を及ぼし、うつ症状やストレスを軽減したり、自尊心を高める効果がある**ということもわかってきています。大人でも、運動をすると、なんだか気分がすっきりしたり、前向きな気持ちになるのは、経験されたことのある方も多いのではないでしょうか。今回、思春期に運動をすることが、長期的に精神状態によい影響を及ぼす可能性があることも研究からわかっています。*29

この論文は、アメリカの小児科医や医療政策の研究者たちが発表したものです。

この研究では、ひとり親、親が服役している、親がアルコール依存症である、虐待やネグレクトを受けていたなどの複雑な家庭環境にあった中高生を含む、約九六〇〇人のアンケート調査結果を解析しています。家庭環境に注目しているのは、家庭環境の複雑さが、メンタルヘルス悪化のリスクの一つといわれているからです。

さらに、中高生時点と、その一三〜一四年後、彼らが二四〜三二歳になった時点のアンケート結果を用いて、うつや不安障害と診断されたことがあるか、また現在そういった症状があるかどうかについても解析しました。

解析結果をみると、複雑な家庭環境にあった中高生は全体の四九・三パーセントでした。

かなり割合が高いようにも思えますが、以前にアメリカで行われた他の大規模研究でも、同程度の割合です。さらに、複雑な家庭環境をもっていた中高生の中で、チームスポーツに参加していたグループとそうでないグループを比較すると、一三〜一四年後までにうつと診断されたことがある割合はそれぞれ一六・八パーセントと二二・〇パーセント、不安障害では一一・八パーセントと一六・八パーセント、現在のうつ症状では二一・九パーセントと二七・五パーセントでした。

チームスポーツに参加することを選ぶかどうかは、そもそも性別や人種によって違いがあります。しかし、そういった違いを調整して計算しても、**うつや不安障害と診断された経験がある割合は、統計的に明らかな差があること**がわかりました。この研究では、野球やサッカーだけでなく、ダンスや水泳、テニス、陸上競技もチームスポーツに含まれています。**学校で他の友人たちと関わりながらスポーツに参加することにより、自己肯定感が高まったり、社会的に受け入れられていると感じたり、学校への所属感を感じたりすることが、精神的健康へとつながっている**と論じられています。

筋力が低いと、メンタルヘルスの状態が悪くなる

子どもにおける運動とメンタルヘルスの関係を示唆する研究は、他にもあります。

二〇一二年にスペインのスポーツ教育の研究者らが発表した論文では、六歳から一七歳の子どもや中高生六九〇人を対象に、上半身と下半身の筋肉の強さを測定し、健康に関するアンケート結果との関連を調べています。[*30] 上半身の筋力はバスケットボールを投げるテスト、下半身の筋力は立ち幅跳びで測定しました。すると、**筋力が平均以下のグループでは、メンタルヘルスの状態がオッズ比にして一〜三倍程度悪く、頭痛や腹痛などの不調があるオッズも一・四倍、また、タバコやアルコールを摂取しているオッズも二〜四倍程度高かった**のです。ちなみに、学業成績との関係も、調べられていました。一般には、筋力や運動が学業成績と関連するかどうかはまだ意見が分かれているようです。しかしこの研究では、筋力が低いグループでは、学業成績が悪いオッズも約一・八倍と高まっていました。

これらの研究結果は、チームスポーツや筋力とメンタルヘルスの関係を調べたもので、因果関係まではわかりません。しかし大人では、有酸素運動を行うことでストレスや不安が減り、メンタルヘルスが改善することがわかっています。科学的な証拠は十分ではありません

が、子どもでも、運動がメンタルヘルスによい影響を与える可能性はありそうです。

　また、これまでの研究のほとんどは中高生を対象にしたもので、幼児を対象にしたものはないようです。しかし、先にご紹介したように、六歳以上を対象としたスペインの研究で、筋力とメンタルヘルスが相関することがわかりました。このことを考えると、六歳になるまでの運動習慣も、ある程度影響する可能性はあると思います。

　では、どのくらい運動をさせてあげればよいのでしょうか？　それについては、WHOが発表している、子どもの肥満や生活習慣病を予防するための乳幼児の運動についてのガイドラインが参考になると思います。その中では、たとえば〇歳なら、ズリバイやハイハイなど、できるだけ長い時間床で遊ぶこと。まだ動けない赤ちゃんは、一日の合計で三〇分以上、うつぶせ練習をすること。一〜二歳の子は、一日三時間以上、多少なりとも体を動かす遊びをすること。できれば、体温が上がって少し息が切れるくらいのやや激しい運動、たとえば早歩きやダンス、二輪・三輪車遊びなどもすること。三〜四歳は、一日三時間以上の遊びと、一時間以上のやや激しい運動をすること。と、目安が示されています。

　赤ちゃんはともかく、一歳以上の子は一日三時間以上の運動となると、なかなか厳しいガイドラインだと感じます。これをこなさなければ大変なことになるというものではありませんが、一つの目標と考えて、できる範囲で取り入れていきたいですね。

メンタルヘルス
子ども時代のストレスは、大人になれば影響はなくなる

NG!

子ども時代に受けたストレスは、心の問題を引き起こす一因となるだけでなく、**実際に体に影響を与え、炎症を引き起こす**ことがわかってきています。

アメリカ疾病予防管理センターの研究者らが二〇一九年に発表した研究では、約一万人を対象に、子ども時代の逆境経験、たとえば精神的・身体的・性的虐待を受けたり、家族の薬物乱用や精神疾患、暴力、犯罪があったりした場合の健康への影響が調べられました。[*31] その結果、**経験した逆境のカテゴリー数が増えれば増えるほど、虚血性心疾患、がん、慢性肺疾患、骨折、肝臓病などにかかっている割合が増える**ことがわかりました。

このような逆境体験によるストレスにより、喫煙や肥満など病気につながる不健康な生活習慣を身につけやすくなり、結果として生活習慣病などになりやすくなるということが考え

られています。しかしその一方で、ストレスが実際に体に影響を与え、炎症を引き起こすこともわかってきているのです。

幼少期のいじめと四五歳時点での炎症物質

これまでの研究からは、虐待や薬物乱用に限らず、**いじめでも炎症が引き起こされること**が示唆されています。

たとえば、二〇一五年に同じくロンドン大学から発表された研究があります。イギリスで一九五八年に生まれた子どもを五〇年間にわたって追跡した研究で、**子どもの頃にいじめられていた人は、四五歳時点での血液中の炎症物質が多い**ことがわかりました。[*32]

また、二〇一七年にロンドン大学から発表された研究では、メンタルヘルスの問題を抱えた経験のある一二～一六歳の女の子一五七人を対象に、「オーディションに参加してスピーチをする」という設定で、カメラの前で三分のスピーチをしてもらい、社会的なストレスを与えました。そのスピーチの前後で唾液を採取し、炎症にかかわる物質の増加量を調べたところ、**いじめを受けた子で、いじめの程度がひどいほど、炎症物質が多く増えている**ことがわかりました。また、そのような子は、実験的にストレスにさらされる前の炎症物質の量も多かったのです。[*33]

このメカニズムはまだはっきりとはわかっていませんが、子ども時代にいじめなどの強いストレスを受けることにより、社会で生きていく中で受けるさまざまなストレスに対する脳の反応が悪い方向へ変化してしまうのではないかと考えられています。

この二〇一七年の研究で興味深いのは、**未来への期待や希望がない子のほうが、より炎症物質が増えていた**ことでした。ナチスによる強制収容所での生活を描いたヴィクトール・フランクルの『夜と霧』でも、クリスマスになれば家に帰れるという希望を失ったことで、多くの人々が亡くなったエピソードがありました。「心と体がつながっている」とはよく言われますが、ストレスと炎症物質の関係は、このような考え方を科学的に説明する一つの方法かもしれません。

さらにもっと身近なところでは、親の関わり方も関係している可能性があります。

二〇一七年のメルボルン大学の研究では、九歳前後の子どもをもつ一〇二の家庭を対象に、唾液中の炎症物質を調べ、アンケートで回答してもらった育児スタイルとの関係を調べています。すると、**ほめて育てること、しつけにおいて親が一貫性を持つことなどの育児スタイルの要素の中で、子どものことをどれくらいよく見て関わっているかが、子どもの唾液中の**

炎症物質の少なさと関係していたことがわかりました。[*34]

親としてはもちろん、いじめや虐待からできる限り子どもを守りたい、遠ざけたいと思います。ただし、親として子どもに教えるべきこともありますし、もっと軽いストレスも含めれば、すべてのストレスから子どもを守ることはできません。そんな時、子どもが希望を持って自分自身を守ることができるように心を育てること、そして子どもの「見て、見て」に応えることも大事にしていきたいと思います。

victimization in childhood predicts inflammation and obesity at mid-life: a five-decade birth cohort study. Psychological medicine. 2015 Oct;45(13):2705-15.
＊33 Giletta M, Slavich GM, Rudolph KD, Hastings PD, Nock MK, Prinstein MJ. Peer victimization predicts heightened inflammatory reactivity to social stress in cognitively vulnerable adolescents. Journal of Child Psychology and Psychiatry. 2018 Feb;59(2):129-39.
＊34 Byrne ML, Badcock PB, Simmons JG, Whittle S, Pettitt A, Olsson CA, et al. Self-reported parenting style is associated with children's inflammation and immune activation. Journal of Family Psychology. 2017 Apr;31(3):374.

the family: a pilot investigation of corporal punishment in the home. J Fam Psychol. 2014 Jun;28(3):401-6.
＊23 Taylor CA, Manganello JA, Lee SJ, Rice JC. Mothers' spanking of 3-year-old children and subsequent risk of children's aggressive behavior. Pediatrics. 2010 May;125(5):e1057-65.
＊24 Ohene SA, Ireland M, McNeely C, Borowsky IW. Parental expectations, physical punishment, and violence among adolescents who score positive on a psychosocial screening test in primary care. Pediatrics. 2006 Feb;117(2):441-7.
＊25 Tomoda A, Suzuki H, Rabi K, Sheu YS, Polcari A, Teicher MH. Reduced prefrontal cortical gray matter volume in young adults exposed to harsh corporal punishment. Neuroimage. 2009 Aug;47 Suppl 2:T66-71.
＊26 Tomoda A, Polcari A, Anderson CM, Teicher MH. Reduced visual cortex gray matter volume and thickness in young adults who witnessed domestic violence during childhood. PLoS One. 2012;7(12):e52528.
＊27 友田明美．子どもの脳を傷つける親たち：NHK 出版新書；2017.
＊28 Pediatric Patient Education. Teaching Good Behavior: Tips on How to Discipline ［https://patiented.solutions.aap.org/handout.aspx?gbosid=166265］
＊29 Easterlin MC, Chung PJ, Leng M, Dudovitz R. Association of Team Sports Participation With Long-term Mental Health Outcomes Among Individuals Exposed to Adverse Childhood Experiences. JAMA Pediatr. 2019 Jul;173(7)681-688.
＊30 Padilla-Moledo C, Ruiz JR, Ortega FB, Mora J, Castro-Pinero J. Associations of muscular fitness with psychological positive health, health complaints, and health risk behaviors in Spanish children and adolescents. J Strength Cond Res. 2012 Jun;26(1):167-73.
＊31 Felitti VJ, Anda RF, Nordenberg D, Williamson DF, Spitz AM, Edwards V, et al. Relationship of childhood abuse and household dysfunction to many of the leading causes of death in adults: The Adverse Childhood Experiences (ACE) Study. American journal of preventive medicine. 2019 Jun;56(6):774-86.
＊32 Takizawa R, Danese A, Maughan B, Arseneault L. Bullying

Pediatrics. 2003 Apr;111(4 Pt 1):911-3.
＊12 Mendelsohn AL, Mogilner LN, Dreyer BP, Forman JA, Weinstein SC, Broderick M, et al. The impact of a clinic-based literacy intervention on language development in inner-city preschool children. Pediatrics. 2001 Jan;107(1):130-4.
＊13 Senechal M, LeFevre JA. Parental involvement in the development of children's reading skill: a five-year longitudinal study. Child Dev. 2002 Apr;73(2):445-60.
＊14 Gilkerson J, Richards JA, Warren SF, Oller DK, Russo R, Vohr B. Language experience in the second year of life and language outcomes in late childhood. Pediatrics. 2018 Oct;142(4):e20174276.
＊15 Hutton JS, Horowitz-Kraus T, Mendelsohn AL, DeWitt T, Holland SK, Consortium CMA. Home Reading Environment and Brain Activation in Preschool Children Listening to Stories. Pediatrics. 2015;136(3):466-78.
＊16 Heckman JJ. Skill formation and the economics of investing in disadvantaged children. Science. 2006 Jun 30;312(5782):1900-2.
＊17 Dekaban AS. Changes in brain weights during the span of human life: relation of brain weights to body heights and body weights. Ann Neurol. 1978 Oct;4(4):345-56.
＊18 渡邉貴樹，上阪直史，狩野方伸．生後発達期の小脳におけるシナプス刈り込みのメカニズム．Journal of Japanese Biochemical Society. 2016;88(5):621-9.
＊19 Nielsen JA, Zielinski BA, Ferguson MA, Lainhart JE, Anderson JS. An evaluation of the left-brain vs. right-brain hypothesis with resting state functional connectivity magnetic resonance imaging. PloS one. 2013 Aug 14;8(8):e71275.
＊20 Lillard A, Else-Quest N. The early years. Evaluating Montessori education. Science. 2006 Sep;313(5795):1893-4.
＊21 Analytics HIa. Four in Five Americans Believe Parents Spanking Their Children is Sometimes Appropriate 2013 [https://theharrispoll.com/new-york-n-y-september-26-2013-to-spank-or-not-to-spank-its-an-age-old-question-that-every-parent-must-face-some-parents-may-start-off-with-the-notion-that-i-will-never-spank-my-child-bu/]
＊22 Holden GW, Williamson PA, Holland GW. Eavesdropping on

第五章　注

＊1　Zimmerman FJ, Christakis DA. Children's television viewing and cognitive outcomes: a longitudinal analysis of national data. Arch Pediatr Adolesc Med. 2005 Jul;159(7):619-25.

＊2　Anderson DR, Subrahmanyam K, Cognitive Impacts of Digital Media W. Digital Screen Media and Cognitive Development. Pediatrics. 2017 Nov;140(Suppl 2):S57-S61.

＊3　Krcmar M, Grela B, Lin K&B. Can toddlers learn vocabulary from television? An experimental approach. Media Psychology. 2007;10(1):41-63.

＊4　Anderson DR, Huston AC, Schmitt KL, Linebarger DL, Wright JC. Early childhood television viewing and adolescent behavior: the recontact study. Monogr Soc Res Child Dev. 2001;66(1):I-VIII, 1-147.

＊5　Schmidt ME, Pempek TA, Kirkorian HL, Lund AF, Anderson DR. The effects of background television on the toy play behavior of very young children. Child development. 2008 Jul-Aug;79(4):1137-51.

＊6　Goldstein J. Play in children's development, health and well-being Report: Toy Industries of Europe Brussels, Belgium; 2012.

＊7　Elardo R, Bradley R, Caldwell BM. The relation of infants' home environments to mental test performance from six to thirty-six months: A longitudinal analysis. Child development. 1975:71-6.

＊8　Christakis DA, Zimmerman FJ, Garrison MM. Effect of block play on language acquisition and attention in toddlers: a pilot randomized controlled trial. Arch Pediatr Adolesc Med. 2007 Oct;161(10):967-71.

＊9　New York University School of Medicine.［https://med.nyu.edu/pediatrics/developmental/research/belle-project/stimq-cognitive-home-environment］

＊10　Shohet C, Klein PS. Effects of variations in toy presentation on social behaviour of infants and toddlers in childcare. Early Child Development and Care. 2010;180(6):823-34.

＊11　Glassy D, Romano J, Committee on Early Childhood Adoption and Dependent Care American Academy of Pediatrics. Selecting appropriate toys for young children: the pediatrician's role.

第六章

予防接種、手洗い、風邪予防の新常識

私が母親になって痛感したこと、それは子どもの健康を守るためにすべき情報は、自ら積極的に調べようとしたり、学ぼうとしたりしなければ得られない、ということでした。

書店に行けばたくさんの育児書があります。スマートフォンですぐに検索できることはありがたいのですが、ネット上にもたくさんの意見や考え方が存在しています。

たとえばステロイドに関する話題など、専門家や医師の間でも意見が割れているように思われて戸惑うかもしれません。

しかし実際には、多くの医師はステロイドもきちんと使うべきということで意見が一致しています。

この章では、そういった話題についてもできる限り根拠を示して解説しました。

また、風邪の予防・ケア方法やスキンケアなど、家庭でできることについても、昔ながらの知恵にとどまらず、研究が行われているものがあります。

アレルギーに関する最新の話題なども盛り込みつつ、今の時代に合った方法を提案しています。

医療や健康に関わることについてはさまざまな意見がある中で、それぞれの子どもに合った、たしかな方法を探す参考にしていただけたらと思います。

子どもと予防接種①

ワクチンの同時接種は赤ちゃんの体に大きな負担をかける

↓

✕

NG!

赤ちゃんが受ける定期の予防接種は、生後二カ月のB型肝炎、ヒブ、肺炎球菌に始まり、〇歳児のうちだけで六種類もあります。注射の数にすると、合計一三本です。

赤ちゃんはお腹の中にいる間にママから免疫をもらいますが、生後六カ月頃にはこの免疫が切れてしまいます。予防接種を受けられる月齢になったら、なるべく早く済ませることが大切です。

日本の制度上、予防接種を打つ間隔はある程度開ける必要があるので、一本一本打っていると免疫をつけるのにかなりの時間がかかってしまいます。接種を待っている間に病気にかかってしまったら悔やんでも悔やみきれませんから、**同時に打てるワクチンは同時に打ってしまうこと、つまり同時接種が必要です。**

同時接種については、安全性と有効性が確かめられているからこそ、行われているわけなのですが、なんとなく不安に思う方もいらっしゃるのではないでしょうか。**残念ながら同時接種を行わないという方針のクリニックなどもごく一部に存在する**ようで、そういったことも一般のママ・パパの不安に拍車をかけているように感じます。

同時接種が安全である科学的根拠

実際のところ、本当に同時接種は安全といえるのでしょうか？

そもそも同時接種というのは、同じ日に同じ場所で複数のワクチンを接種することです。

ワクチンの種類も、今の親世代が子どもだった頃より増えているため、体に過剰な負担がかからないのか心配になるかもしれません。しかし実は、技術の進歩によって、接種する抗原の種類は以前より大きく減っているのです。

アメリカで推奨されているワクチンの抗原数を調べた研究によると、一九六〇年には約三二一七種類だったのが、一九八〇年には約三〇四一種類となり、二〇〇〇年には一二三～一二六種類となっています。[*1] さらに、ワクチン中の抗原の量も、自然に感染するよりずっと少ないことがわかっています。たとえばB型肝炎ワクチンの抗原量は、大人が自然感染した場合の一万分の一以下です。[*2] **現在のワクチンは、できるだけ少ない負担で効率的に免疫をつけ**

られるように工夫されているのですね。

それではなぜ、同時に接種してもよいワクチンに、接種間隔が定められているのでしょうか？　日本では、同時接種をしない場合、不活化ワクチンを接種した後は中六日以上、生ワクチンの後は中二七日以上、次の予防接種まで間隔を空けることになっています。このことについて私自身も疑問に思っていましたが、**調べてみると、この決まりは制度上のものであって、全てに医学的根拠があるわけではない**のです。

ワクチンの接種間隔には、ワクチンの種類が大きく影響しています。たとえばＢ型肝炎、ヒブ、肺炎球菌などの不活化ワクチンは、細菌やウイルスを殺して、免疫を作るのに必要な成分を取り出して作られています。十分な免疫をつけるには三〜四回ワクチンを打つことが必要です。一方で、ＢＣＧ、ＭＲ（麻しん風しん混合）、水痘などの生ワクチンは、病気の原因となる細菌やウイルスの毒性を弱めたものです。生きた細菌やウイルスが体の中で増殖して、免疫がつくという仕組みになっているので、一〜二回の接種で十分な免疫をつけることができます。

免疫がつくメカニズム

接種間隔が大切なのは、同じ種類のワクチンを繰り返し打つ場合と、生ワクチン同士を近いタイミングで打つ場合です。**同じ種類のワクチンを打つ場合、効率的に免疫をつけるため、決められた間隔を空ける必要があります**。そして**生ワクチンの場合は、異なる種類であっても、間隔を中二七日以上空ける必要があります**。最初に接種したワクチンの影響で、後から接種したワクチンの免疫がつかなくなるのを防ぐためです。

生ワクチンの予防接種をすると、体の中で弱毒化された細菌やウイルスが増殖します。すると体の中では、それらの増殖を抑えるインターフェロンという物質が体の中で作られます。しかし、このインターフェロンが作られている時期に別の生ワクチンを接種すると、後から接種したワクチンに入っていた細菌やウイルスが増殖できず、ワクチンの効果が弱まってしまうことが知られています。

一九六五年にアメリカの研究者によって発表された研究では、一三一人の子どもを対象に、ワクチンの免疫のつき具合を調べています。[*3] 子どもたちを二グループに分け、一方のグループには天然痘ワクチンだけを接種し、もう一方では麻疹ワクチンを接種した後にさまざまな間隔を空けて天然痘ワクチンを接種して、免疫のつき具合を比較したのです。麻しんワクチンも天然痘ワクチンも、生ワクチンに分類されます。

すると、麻疹ワクチンの接種後九〜一〇日後に血中のインターフェロン濃度がピークに達し、この時期に天然痘ワクチンを接種しても、ほとんどの子どもで免疫がつかなかったことがわかりました。

中二七日以上間隔を空けるという数字の根拠としては、二〇〇三年に発表されたアメリカの研究が参考になります。*4 ある二つの医療機関で、一九九五年から一九九九年のカルテを調べたところ、MMR（麻しん・風しん・おたふく）ワクチンを接種した日から二八日以内に水痘ワクチンを打った子どもでは、そうでない子どもに比べて、水痘を発症するリスクが三・一倍になっていたのです。

つまり、異なる種類の生ワクチンを打つ場合、インターフェロンの影響を避けるため、同時接種にするか、二七日以上の間隔をあける必要があります。しかし、異なる種類の不活化ワクチン同士や、生ワクチンと不活化ワクチンの接種間隔に医学的な根拠はありません。

日本では、副反応がおさまった段階で次のワクチンを接種するという考え方で、接種間隔が定められているようです。たしかに、一日や二日などの間隔で接種した場合、どのワクチンの副反応なのかはわからなくなるかもしれません。しかし、大抵の副反応は一時的な発熱などの軽いものであり、どのワクチンが原因であっても、特別な対処は必要ないことが多いです。また、副反応が起きる頻度は、日数を空けても空けなくても差がないと、複数の研究結果からわかっています。

一度に何本も注射を打つのはかわいそうに感じるかもしれませんが、何度も注射に連れて行くのもママ・パパは大変です。早く免疫をつけられるメリットを考えれば、やはり同時接種するのがよいでしょう。

また、同時接種はできても、ワクチン製剤を混ぜて一本の注射として接種することはできません。二〇一七年には、品川区のクリニックで複数のワクチン製剤を混合して接種していたというニュースもありました。このケースでは、半数近くの子どもに十分な免疫がついていなかったようです。四種混合ワクチンのように最初から混合されている製剤は、複数の病気に対して十分な免疫がつくよう、厳密に調整して作られています。海外では四種混合ワクチン（ジフテリア、百日咳、破傷風、ポリオ）に加えてヒブ・B型肝炎ワクチンも一つになった、六種混合ワクチンが使われている国もあります。日本でも、このような混合ワクチンの導入が待たれます。

残念ながら日本では、予防接種が徹底されていないために、風しんや麻しんなど、ワクチンで予防できる病気が定期的に流行しています。お子さんには同時接種を行いながら、できるだけ早く病気への免疫をつけてあげてください。

子どもと予防接種②

注射を怖がる子どもには、「遊びに行くよ」と言って連れて行く

✕ NG!

予防接種は、子育てをする上で避けて通れません。注射はかわいそうだけれど、重大な病気をできるだけ予防するために必要なことです。

苦痛を最小限にしてあげるには、どう対応してあげるのがいいのでしょうか？

私が最も大切だと思うのは、嘘をつかないことです。

「注射」と言うと嫌がるので、「遊びに行くよ」と言って連れ出すことがあるかもしれませんが、これはあまりおすすめしません。「遊びに行くよ」と言ったのに注射に連れて行かれた、「痛くないよ」と言われたのに痛かった、という経験は、子どもの不信感につながりま

す。

できる限り正直に伝えることが大切です。

きちんと説明することで、怖さや不安は軽減できる

注射について説明するときは、処置の手順を順番に伝え、そこでどんな感覚がするかについても伝えましょう。医療処置について子どもの年齢や理解力に合わせて説明することは、「プリパレーション」と呼ばれ、手術や大きな検査などの際にはよく行われています。具体的に何が起きるのか知ることで、怖さや不安を減らすことができるのです。一方的に教えるよりも双方向のコミュニケーションを取りながら説明するのが有効といわれており、幼児期の子なら、お医者さんごっこをしながら、簡単な言葉で教えてあげるとよいでしょう。単に「注射するよ」と言うのではなく、「腕を綿で拭《ふ》くと、冷たくなるよ」などと具体的に伝えてみましょう。

とはいえ、何日も前から注射について説明する必要はありません。極端な例でいうと、一カ月前から「この日は注射に行くよ」と伝えても、不安な期間が無駄に長くなってしまいますよね。手術など大きな処置を受ける場合であれば事前に時間をかけて話し合い、心の準備

をさせてあげることが必要でしょう。しかし、注射などの小さい処置であれば、その限りではありません。

たとえば二〇〇二年にカナダで行われた研究では、耳にピアス穴を開けるために宝石店に来た五～一二歳の子ども六〇人を二グループに分け、片方のグループにだけ、その場で処置の説明を行いました。[*5] そして処置の後に、一〇〇点満点でどのくらいの痛みだったか質問すると、説明がなかったグループでは平均四九・八点だったのに対し、**説明を受けたグループでは平均二七・三点と、痛みを少なく感じていた**のです。この子どもたちは自らピアッシングを望んで来ているので、予防接種とは本人のモチベーションにも大きな違いがありますが、軽い処置であれば当日の説明でも効果があることがわかります。

そして、いざ注射をする時には、気をそらしたり、気を紛《まぎ》らわせてあげるのが最も効果があるようです。

たとえば、二〇〇二年にウエストバージニア大学の研究者が発表した論文があります。[*6] 予防接種を受ける三カ月～二歳までの子ども九〇人を二つのグループに分け、一方のグループでは処置中に幼児向け番組のビデオを見せたり、おもちゃを使ったりして、注意をそらすようにしました。すると、注意をそらさなかったグループの客観的痛みスケールは三・三三満点中一・九九点だったのに対し、**注意をそらしたグループは一・五六点に低下**していたのです。

六カ月までの赤ちゃんには、砂糖水やおしゃぶりも有効といわれています。

二〇〇三年のピッツバーグ大学の研究では、予防接種を受ける生後二カ月の赤ちゃんを二グループに分け、一方のグループのみ、注射の二分前に二五パーセントの砂糖水を与え、注射の間は親が抱っこしておしゃぶりをくわえさせました。[*7] すると、何もしていないグループは最初に五七・五秒間泣き続けたのに対し、**砂糖水やおしゃぶりを使用したグループは一九秒**でした。処置の直前に甘いジュースをごく少量飲ませてあげるか、砂糖水をつけたおしゃぶりをくわえさせてあげるとよいかもしれません。[*8]

声かけも、同じように気をそらす内容がいいでしょう。

一九八九年に発表されたアラバマ大学の研究では、二三人の子どもが骨髄穿刺《せんし》や腰椎穿刺と呼ばれる処置を受ける際の会話を録音し、声かけの内容によって子どもの反応がどう変わるかを調べました。[*9] すると、「大丈夫、心配することはないよ」といった安心させようとする言葉や、「赤ちゃんみたいに泣くのね」などの批判は、子どもの苦痛につながることがわかりました。逆に、**「今日は学校で何をしたの?」と気をそらしたり、終わった後に「じっ**

としていて偉かったね」と具体的にほめたりする声かけは、子どものストレス軽減に役立っていました。

いかがでしょうか？　予防接種や注射などの処置は、ママ・パパにとっても不安なものだと思います。適切な対処法を知り、自信を持って対応することが、ママ・パパご自身やお子さんのストレス軽減につながります。

正しい手洗い①

感染症予防のためには殺菌成分の入ったハンドソープが効果的

✕ NG!

冬になると、風邪やインフルエンザ、ノロウイルスなどの感染症が気になります。

予防のために最も効果的なのは、手洗いです。細菌やウイルスは、咳やくしゃみの飛沫《ひまつ》から直接人間に感染することもありますが、手を介して感染することも多いと考えられています。誰かの汚染された手で触られた物や、飛沫がかかった物を触ることで、私たちの手には簡単に細菌やウイルスがついてしまいます。その手で食べ物を触ったり、子どもなら手をなめたりすると、細菌やウイルスは体の中に入ってしまいます。
実は感染症を予防するための手洗いには、いくつかのポイントがあります。どんなポイントに注意して手を洗えばよいのか、お話ししていきましょう。

手を洗わないのと石けんを使って洗うのを比べてみた

昔は医療現場でも器具や手を清潔に保つことの重要性は認識されておらず、手術や出産の介助も素手で行っていました。手洗いの重要性を世界で最初に指摘したのは、ハンガリー出身の医師であるゼンメルワイスです。彼は一八四七年に、医療従事者の手の消毒により、産褥熱《じょくねつ》と呼ばれる出産後の熱性疾患を減らすことができることを発見しました。当時は微生物が原因となって感染症が起こることもまだわかっておらず、激しい反論にあいましたが、その後ゼンメルワイスの正しさは科学的に証明されました。

現在では産褥熱だけでなく、風邪など多くの病気が微生物の感染が原因となっていることがわかり、一般の人にも手洗いが推奨されています。とはいえ、手洗いの効果はなかなか実感できるものではありません。時間もかかり、面倒な手洗いを、日常生活でこまめに続けるのは難しいものです。

石けんを使ったほうがいいとわかっていても、トイレに行った後など、水で手洗いすることも多いと思います。

水だけで洗うのと石けんを使って洗うのでは、どのくらい手洗い効果に差があるのでしょうか?

ロンドン大学衛生熱帯医学大学院から二〇一一年に発表された研究では、二〇人のボランティアが協力し、手洗いした後に細菌がどれくらい残っているかを調べました。*10

ここで調べた細菌は皮膚の常在菌ではなく、腸に住み着いている菌、つまり便由来と考えられる細菌です。この研究では手洗い方法のレクチャーはなく、ボランティアが公共の場所の手すりなどを触った後、いつも行っている方法で手洗いをしています。

すると、便由来の**細菌が検出されたのは、全く手洗いしないと四四パーセント、水だけで洗うと二三パーセント、石けんを使って洗うと八パーセントでした。**たしかに水だけでも細菌が検出される割合は半分ほどに減っていますが、石けんを使った方がやはり効果は高いようです。石けんを使うことで手の汚れや微生物を浮き上がらせて落とすことができ、物理的に手をこすり合わせる時間も長くなるため、効果が高くなると考えられています。

そして石けんの手洗いをより効果的にするためには、しっかり時間をかけて手洗いすることも必要です。アメリカの石けんメーカーが二〇〇八年に行った研究では、手洗い時間一五秒と三〇秒で、手についた細菌をどれだけ減らせるか調べています。[*11]

その結果、普通の石けんだと手洗い時間を延ばしても菌量は変わらないことがわかりました。手洗いにかける時間は、アメリカやカナダをはじめとして、二〇秒以上としているガイドラインが多いようですので、**二〇秒程度を目安に手をこすり合わせて洗うとよい**でしょう。

「殺菌」が「耐性菌」を生む

それでは、石けんの種類についてはどうでしょうか。ドラッグストアやスーパーでは、多くのハンドソープに「殺菌」の文字が入っています。しかし実は、**殺菌成分入りの石けんを使っても、普通の石けんよりも病気が減るとは証明されていない**のです。

二〇〇四年にアメリカのコロンビア大学から発表された研究では、二三八の一般の家庭を二グループに分け、一方には殺菌成分入りのハンドソープや衣類用洗剤を使ってもらい、もう一方には殺菌成分の入っていないものを使ってもらいました。[*12]四八週間にわたって、それぞれの家庭で咳や鼻水、喉の痛み、発熱、嘔吐、下痢などの感染症の症状があるかどうか調べたところ、どちらのグループでも症状の発生率に差はなかったのです。

これはよく考えると当たり前かもしれません。食中毒は細菌が原因になりますが、風邪や胃腸炎などはほとんどウイルスが原因です。**殺菌成分はウイルスに対する効果が不十分なことも多いので、薬剤で殺菌することよりも、物理的に細菌やウイルスを洗い落とすことが大切です。**また、抗菌薬の使いすぎは薬が効かない耐性菌を生むリスクがありますが、石けんの殺菌成分も同じです。**効果がないのに耐性菌を生むリスクがあるならば、使わないほうがいい**ということになります。

アメリカ食品医薬品局は二〇一六年、一九種類の殺菌成分を含む石けんの一般販売を禁止すると発表しました。この発表を受けて、厚生労働省も同成分を含まない製品に変更するようメーカーに要請し、現在ではこの一九の成分を含んだハンドソープは基本的に市販されていません。しかし現在でも、他の殺菌成分を配合した薬用石けんは、多数販売されています。

殺菌成分入りの石けんを使うほうが、普通の石けんを使うより手についた菌は減りますし、配合されている少量の殺菌成分自体が非常に体に悪いとまではいえないでしょう。食中毒を防ぐため、調理の際に利用するのは有用だと思います。

しかし、耐性菌のリスクを考えると、**日常的な手洗いであえて殺菌成分入り石けんを使う必要はない**と思います。我が家の洗面所では、殺菌成分の入っていないシンプルなハンドソープを利用しています。

病気の予防のためには、**殺菌成分の入った石けんを使うことではなく、石けんで手洗いする回数を増やすことが大切**です。手洗いするタイミングは、トイレから出た時、オムツ替えの後、外出から帰った時、動物を触った後、調理や食事の前などがあります。**お子さんの鼻水を拭いた後も要注意**です。石けんやハンドソープを使い、二〇秒以上かけて、しっかりと手をこすり合わせながら洗ってみてください。

正しい手洗い②
手を洗った後は、ハンドドライヤーでサッと乾かそう

↓

✕

NG!

前節では、手の洗い方について詳しくお話ししてきました。

みなさんは、手を洗った後、どうやって手を乾かしているでしょうか？　実はここにも、病気を予防するポイントがあったのです。

手に水分が残ったまま他のものや食べ物を触ると、乾いた手よりずっと細菌がつきやすく

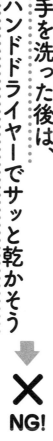

なることがわかっています。一九九七年にニュージーランドのオークランド大学から発表された研究では、濡れた手でものを触った時と、乾かした手でものを触った時に、付着する細菌の量がどう変化するかを調べています。[*13]

たとえば濡れた手で五秒間グミを触ると、乾いた手で触った時の八〇倍もの細菌が、手からグミに移ってしまいます。さっと手を洗うだけで、**水分が残ったまま顔や食べ物を触ると、手が乾いていた時よりも、逆に細菌やウイルスが体に入りやすくなってしまう可能性がある**のです。

付着する細菌の量を、乾いた手と同じ程度まで減らすには、タオルで一五秒間拭くか、温風式ハンドドライヤーで四五秒間乾かすことが必要でした。温風式ハンドドライヤーは手を乾かすのに時間がかかるので、清潔なタオルやペーパータオルがあれば、そちらのほうが早いようです。手を洗った後には、しっかりと乾かすことも大切なのです。

ジェット式ハンドドライヤーはウイルスを撒き散らす

また、二〇一五年にイギリスのウエストミンスター大学から発表された論文では、ハンドドライヤーやペーパータオルを使った時に、周りに飛び散るウイルスの量を比較しています。[*14]

この実験では、ペーパータオルやハンドドライヤーのある場所から四〇センチメートル離れた場所の、一五～一六五センチメートルの高さの範囲に、合計六〇個ほどの寒天培地を設置しました。そしてプラスチック手袋をした手にウイルスが入った液を付け、ペーパータオル、温風式ハンドドライヤー、ジェット式ハンドドライヤーで手を乾かしました。

すると、設置しておいた寒天培地についた**ウイルスの量は、ペーパータオルと比べて、温風式ハンドドライヤーでは六〇倍以上、ジェット式ハンドドライヤーでは一三〇〇倍以上**になっていたのです。

また、ペーパータオルや温風式ハンドドライヤーでは五〇センチメートル以上離れた場所にはウイルスはほとんど飛んでこず、手を乾かしてから二分半以上経つと、空気中にウイルスは検出されませんでした。しかしジェット式ハンドドライヤーでは、三メートル離れた場所にもウイルスが飛散しており、手を乾かしてから一五分経っても、ウイルスが空気中にただよっていたのです。

これらの実験は、しっかり石けんで手を洗った後ではなく、清潔でない手から、細菌やウイルスがどのように広がるかを見ています。もちろん、きちんと手洗いするのが一番大切であり基本なのですが、石けんが設置されていない場合もあります。現実には、トイレに入った後は数秒間水で手を流すだけ、ということもありますよね。実験結果は、実はそういった現実に近いのかもしれません。

ジェット式ハンドドライヤーに近づかないというのは現実的ではないですが、少なくとも自分で使う時は、特に手をよく洗うことを意識してみてください。また、ハンカチやタオルで手を拭くのはエコですし、かかる時間は短いのですが、一度使うと湿って清潔ではなくなってしまいます。**清潔を重視する場合は、ペーパータオルで手を乾かすのが最も確実です。温風式ハンドドライヤーを使う場合は、四五秒間、時間をかけて完全に乾かす**ことを意識してみましょう。

正しい手洗い③
インフルエンザ対策は除菌すればいい
✕ NG!

「除菌」とは「ウイルスを減らす」ことではない

ここまで手洗いと、その後の手の乾かし方について詳しくお話ししてきました。

しかし、特に外出中は、子どもが手すりを触ったり移動中におやつを食べたりするたびにいつもしっかり手洗いができるとは限りません。そこでおすすめするのが、ウェットティッシュやおしぼりと、手指消毒用のアルコールジェルです。

ウェットティッシュには除菌タイプのものなどさまざまな種類があります。除菌表示には、日本衛生材料工業連合会の自主基準が定められており、一定の試験をクリアしたものにマークがつけられています。

試験方法を簡単にご説明すると、大腸菌や黄色ブドウ球菌をステンレス板に塗りつけて、除菌効果のない布とウェットティッシュでそれぞれ五往復拭き取った後、残っている菌量を比較するというものです。ウェットティッシュで拭き取った後の菌量が、除菌効果のない布で拭き取った場合の一〇〇分の一以下になっていれば、合格ということになります。

除菌ウェットティッシュはさらに、アルコールを含むタイプのものと、アルコール以外の殺菌剤を含むものに分かれます。ノンアルコールタイプのものは「肌に優しい」、だから「子どもにも安心」というキャッチコピーがつけられるなどしていて、子どもにも使いやすそうに思えます。しかしここでも注意していただきたいのは、**「除菌」というのは細菌を減らす効果だけを示すということです。冬に流行する感染症の多くは細菌ではなくウイルス性**

なので、**細菌だけではなくウイルスに対する効果も大切**です。

しかし、アルコール以外の殺菌剤は、一般的にウイルスへの効果は弱いのです。また、アルコールを含むウェットティッシュであっても、消毒ジェルやスプレータイプのものに比べてアルコール濃度が低いものも多く、効果は落ちると考えられます。

ウェットティッシュは「物理的」効果を期待しよう

ウェットティッシュの役割で一番大切なのは、**流水と石けんでの手洗いの代わりに、物理的に菌やウイルスを落とすこと**です。
埼玉県の消費生活支援センターが行った除菌ウェットティッシュのテスト結果を見ると、水道水を含ませたティッシュペーパーで拭き取るか、除菌ウェットティッシュで拭き取るかということよりも、**二~三回以上拭き取ることが除菌するために大切**だということがわかります。[*15]
二〇〇一年に発表された長崎大学医療技術短期大学部の研究でも、除菌でないウェットティッシュで両方の手のひらと手の甲を五回ずつ拭くことで、流水二〇秒間の手洗いと同等に手指の細菌が減少したという結果になっています。[*16] **ウェットティッシュは、薬剤による除菌**

効果を期待するよりも、手洗いの代わりに物理的に落とすためのものと割り切って使ってもよいのではないでしょうか。私のおすすめは、顔や口まわりにも安心して使える、除菌でないウェットティッシュやおしぼりをたっぷり持って行くことです。

アルコールスプレーを常備する

ウェットティッシュで汚れを拭き取ったら、手が乾いた後に、アルコール消毒ジェルやスプレーを使うといいでしょう。ジェルやスプレータイプのアルコール消毒剤は、アルコールの濃度も七〇～八〇パーセントと十分なものが多いです。最近では、液性を酸性にすることで、本来アルコールが効かないとされているノロウイルスなどへの効果が期待できる消毒ジェルやスプレーも出てきました。こういったものを使うと、より安心できるかもしれません。

ちなみに我が家では、自宅にも手指消毒用のアルコールスプレーを常備しています。特に子どもが風邪をひくと、一日に何度もよだれや鼻水を拭くので、そのたびに時間をかけて手を洗うのは大変です。**手に明らかな汚れがついていない時は、アルコールスプレーだけで済ませています。**病院では、医療従事者は違う病室に入るたびに手のアルコール消毒をしますが、それを応用しているのです。

石けん、ウェットティッシュ、スプレーやジェルなど手を清潔に保つためのさまざまな製品が販売されていますが、使う目的や家庭の状況に合わせて、ぴったりのものを選んでいけるといいですね。

子どもの風邪対策①
風邪をひいたら、すぐに市販薬を使う

↓

×

NG!

子どもは風邪をひきやすいものです。特に、保育園など集団生活に入ると、どうしても風邪をもらってきてしまいます。しかし子どもは症状を十分に言葉で訴えることもできませんし、熱や咳、鼻水でつらそうな子どもをどう看病すればいいのか、慣れないうちはあたふたしてしまいます。

私の息子も、赤ちゃんの時期は、元気だけれど鼻水や咳がひどく、治ってきたと思ったらまた悪くなるのを繰り返していました。

薬局では市販の風邪薬も売っていますが、実はアメリカ食品医薬品局は、二歳未満の子どもに市販の薬を使うのは推奨しないと述べています。**市販薬は一二歳未満の子どもに対して**

効果がはっきりしておらず、副作用の恐れがあるからです。[*17] 日本では「三カ月から」などと表示された風邪薬が市販されていますが、薬が必要そうな時は小児科へ、そしてお家でのケアも行って、症状を和《やわ》らげてあげるのがおすすめです。

さて、家でできる対処方法はさまざまありますが、子ども相手となると、「副作用がないか？」「本当に効果的か？」など気になってしまいます。科学的によいとされているのは、どんな方法なのでしょうか？

水分補給は痰や鼻水を出やすくする

風邪の時には積極的な水分摂取が勧められますが、これは世界中で一般的に推奨されているようです。私は、発熱していると水分の必要量が増えるためだと理解していましたが、WHOのガイドラインを読むと、**いつもより多めに水分を摂らせてあげることで、痰《たん》の排出を促すことができる**と記載されています。[*18]

また、ラーメンを食べると鼻水が出ることもありますが、温かい飲み物を飲んだ時の、鼻水が出る速度についての研究もありました。[*19]

お湯をコップで飲むと、五分後の鼻水の速度は分速六・二ミリメートルから八・四ミリメートルに増加していましたが、三〇分後にはもとに戻っていました。一方で、冷たい水を飲むと、分速七・三ミリメートルから五・三ミリメートルに低下し、三〇分後には四・五ミリメートルにまで下がってしまいました。**風邪の時は、温かいお茶やお味噌汁・スープをコップやお椀で飲ませてあげると、鼻水や痰がゆるんで出やすくなる**かもしれません。

加湿器の効果と選び方

空気が乾燥していると喉も痛いし、鼻水がカピカピに乾いて苦しいのは大人でも経験します。一九八一年に発表された北海道での研究では、一二二一人を対象に、加湿器を使っている家庭と使っていない家庭での風邪症状が調べられています。その結果、加湿器を使っている家庭のほうが、鼻や喉の乾き、喉の痛みが少ないことがわかりました。[*20]

加湿器を使うときに注意していただきたいのは、清潔に保つことです。二〇一八年には、大分県の高齢者施設で、超音波式の加湿器が原因と思われるレジオネラ菌の感染が発生しています。これを防ぐためには、こまめに掃除することも大切ですが、一旦水を加熱して加湿する、**スチーム式やハイブリッド式**の加湿器を選ぶと安心です。スチーム式は比較的電気代がかかるのですが、フィルターなどの掃除が必要ないタイプが多く、清潔に保つという意味ではより安心できそうです。

また、鼻水をまだかめない子は、吸ってあげるのが基本です。

しっかりとしたエビデンスはまだないようですが、鼻と耳はつながっているので、鼻水を吸うことが中耳炎の予防になると考える専門家も多いようです。吸いにくい場合は、鼻に生理食塩水を三〜四滴ずつ垂らして一分待ちましょう。生理食塩水は市販品を使う他に、家で作ることもできます。**水を一度沸騰させて冷まし、一一〇ミリリットルに対して塩一グラムを溶かす**だけです。

ただし、水道水をそのまま使って鼻うがいをしたら、アメーバという微生物による脳炎を起こしたという事例の報告がありますので、[*21] 必ず煮沸して冷ました水を使ってください。

我が家の息子は鼻水吸いをものすごい勢いで嫌がり、頑張って吸ってもすぐまた鼻水が出てきてしまうので、一日何回吸ってあげればいいのかも悩みどころでした。

これればかりは調べてもはっきりした答えがなかったのですが、食事の食べやすさや寝つきやすさを考えると、食事前や就寝前に吸ってあげるといいようです。かかりつけの小児科の先生に相談してみてください。

はちみつが効く

また、一歳以上の子の咳にははちみつが効いたという論文もあります。[*22] はちみつが本当に効果があると検証されていることには、私も少し驚きました。

イスラエルの研究者たちが、一～五歳の風邪の子ども三〇〇人に、はちみつをそのまま、または飲み物に溶かして、寝る三〇分前に食べさせました。一〇グラムのユーカリはちみつ、柑橘類のはちみつ、シソ科のはちみつ、そしてはちみつではないデーツ（なつめやし）のシロップで比較したところ、**はちみつを食べた日は、その前日と比べて、全てのグループで咳の頻度が減少**していました。そして、デーツシロップよりもはちみつのほうが減少幅が大きいことがわかったのです。なお、**乳児ボツリヌス症のリスクがありますので、一歳未満の子には、はちみつを与えることはできません。**一歳以上のお子さんには、試してみてもいいかもしれませんね。

子どもの風邪対策②
抗生物質は絶対に使わないようにする

↓

✕
NG!

二〇一八年、抗菌薬を二歳までに服用するとアレルギー疾患の発症リスクが約一・四〜一・七倍に高まるとの研究結果が、新聞でも報道されました（厳密には異なりますが、抗生剤・抗生物質という言葉も抗菌薬とほぼ同じ意味で使われています）。

とても重要な研究ですが、その解釈には注意が必要です。

これは**決して、「抗菌薬を子どもに使ってはいけない」ということではない**のです。

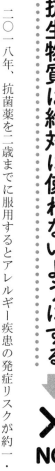

抗菌薬や抗生物質は使わないほうがよいのか？

この研究は、国立成育医療研究センターの山本貴和子医師らがまとめたものです。[*23]

二〇〇四〜二〇〇六年の間に産まれた赤ちゃん九〇二人を対象に、両親へのアンケート結果から、抗菌薬の使用歴と、アレルギー性疾患の発症に関連があるかどうかを調べました。

すると、二歳までに一回でも抗菌薬を使用したことがある子は、そうでない子に比べて、五歳の時点で気管支喘息になっているオッズ比が一・七二、アトピー性皮膚炎で一・四〇、アレルギー性鼻炎で一・六五と、いずれも高かったのです。

これまでにも欧米では、抗菌薬がアレルギー性疾患の原因になるのではないかという報告はありましたが、この研究により、それが日本人にも当てはまることが明らかになりました。

この研究は疫学的なものであり、なぜこのようなことが起こるのかについては、はっきりしていません。腸内細菌のバランスが乱れることが原因ではないかという意見も出てきています。

では、二歳までの子には抗菌薬を使わないほうがいいのかというと、そうではありません。大切なのは、**何歳の子であっても、大人であっても、必要な時にはしっかりと抗菌薬を使い、必要なければ使わない**ことなのです。

そもそも抗菌薬は、細菌が起こす感染症、たとえば細菌性の肺炎・髄膜炎などを治すための薬です。先ほど述べたように、抗生剤・抗生物質という言葉も抗菌薬とほぼ同じ意味で使われています。

一方で、一般的に「風邪」といわれるのは、ウイルス感染によって引き起こされる鼻や喉の炎症です。一般的には症状が出てきてから二～三日目がピークで、大きくなってくると五

〜七日程度で治ります。赤ちゃんや小さい子どもではもう少し時間がかかり、二週間程度かけてよくなることが多いです。

ウイルスに抗菌薬（抗生物質）は効かない

そして重要なのは、**ウイルスに抗菌薬（抗生物質）は効かない**ということです。

抗菌薬は、細菌が自身の細胞壁やタンパク質を作るのを邪魔する効果があり、その結果細菌を殺すことができます。しかしウイルスは細菌とは全く構造の違う微生物なので、抗菌薬はウイルスを殺す働きはないのです。ですから、**ただの風邪に抗菌薬を使うのは、効果がないばかりか、乳幼児ではアレルギー性疾患を増やす可能性があります。**

もちろん、ウイルス感染である風邪に続いて、細菌感染も起こしてしまうことがあります。子どもで多いのは、細菌性の中耳炎や副鼻腔炎です。この場合、抗菌薬での治療が必要になることがありますので、風邪の症状が悪化してきたり、長引いたりしている場合は再度小児科を受診しましょう。

しかしこの場合でも、最初から抗菌薬を使って予防するのは難しいことがわかっています。

二〇一六年にロンドン大学の研究者たちが発表したイギリスでの大規模研究では、**風邪など**

に抗菌薬を投与した場合、四〇〇〇人に抗菌薬を投与してやっと、一人の重症な合併症を予防できる、という結果になっています。[*24] 高齢者が気管支炎になっている場合は抗菌薬で肺炎を予防する効果はありますが、それ以外の場合には合併症を予防する目的で抗菌薬を投与することは勧められない、と結論づけられているのです。

子どもでは風邪に引き続いて細菌性の中耳炎を起こすこともよくあります。小児急性中耳炎診療ガイドラインでは、中等症以上の中耳炎になってしまった場合や、軽症でも三日間観察して改善が見られない場合には、抗菌薬の投与が推奨されています。

医師が必要と判断して抗菌薬を処方された場合は、ためらわずにきちんと抗菌薬を使うことが大切です。また、**症状がよくなったからといって抗菌薬の使用を途中でやめてしまうと、薬が効かない耐性菌を作り出してしまう恐れがあります。抗菌薬は、必要な時だけ使い、症状が改善してきても、処方された分を飲みきることが大切**です。

どんな薬もメリット・デメリットがあります。必要以上に恐れることなく、上手に使っていけたらいいですね。

子どもと肌のお悩み

ステロイドは危険。使ってはいけない

× NG!

赤ちゃんが生まれてしばらくすると、多くなってくる悩みが乳児湿疹《しっしん》です。もう少し大きくなって乳児湿疹が治っても、今度は乾燥しやすくなって痒《かゆ》みが出てきたりもします。子どもにとっても、スキンケアはとても大切です。

我が家の息子も、生後一カ月頃から頬の湿疹に悩まされました。当時は湿疹のひどさに悩んだり、病院でお薬をもらってからも、小さな赤ちゃんに薬を毎日塗ることに少し抵抗感を感じたりしていたのを思い出します。一歳を過ぎた頃からはすっかりきれいになりましたが、やはり肌は弱いようで、ときどきお薬が必要です。

乳児湿疹というのは赤ちゃんの湿疹の総称で、生後一カ月頃の湿疹は、ほとんどが新生児ニキビか脂漏性《しろうせい》湿疹といわれています。

一九九八〜一九九九年にかけてオーストラリアで行われた研究では、**三カ月未満の子ども四六人を調べたところ、七一・七％に脂漏性湿疹がある**という結果が出ています[†25]。かなりの

割合ですよね。しかし、一歳台の子ども一七六人の中で脂漏性湿疹があるのは七・五%だったことがわかっています。成長とともに、数週間から数カ月で改善する場合が多いのです。

「便秘が乳児湿疹を引き起こす」という根拠はない

ネットには、**便秘が乳児湿疹の原因とする記事もありますが、明確な根拠はない**ようです。たしかに、腸内細菌叢《そう》がアレルギーに関係しているという意見はあり、乳酸菌を摂取することで、アトピー性皮膚炎や便秘が改善するか確かめた研究はいくつかあります。しかしアトピー性皮膚炎は乳児の湿疹のごく一部ですし、乳酸菌の効果もはっきりしていません。お腹の調子がいいに越したことはありませんが、便秘を治せば湿疹が治るとは限りません。基本は、適切なスキンケアです。

脂漏性湿疹では、おでこに黄色い皮脂の塊《かたまり》ができたり、頬に赤い発疹が出たりしますが、他にも乾燥による湿疹、あせも、アトピー性皮膚炎やかぶれなど他の病気も考えられます。まずは、小児科や皮膚科の医師にきちんと診断してもらいましょう。

大抵の場合赤ちゃんは元気で痒みは強くなく、ミルクを飲んだり眠ったりするのに支障はありません。軽症なら、スキンケアだけでよくなる場合もあります。

黄色いカスは、白色ワセリンやベビーオイルを塗って柔らかくした後に、柔らかい歯ブラシや目の細かいクシで優しく取り除きます。その後、ベビーソープでよく洗い、保湿剤を塗ってあげましょう。

ステロイドが必要なケース

必要と判断された場合には、ステロイドや抗真菌薬の軟膏が処方されるかもしれません。「ステロイド」というと、なんとなく拒否感を持っていらっしゃる方もいますよね。

私自身も、最初はステロイドを使うことになんとなく不安もあったので、そのお気持ちはよくわかります。そこで、ステロイドの副作用についての研究をいくつかご紹介したいと思います。

ステロイドは腎臓の上にある副腎という臓器から分泌されるホルモンです。ステロイドの内服薬を長期にわたって飲んでいると、この副腎にある副腎皮質の機能が低下してしまうことがあります。ステロイド軟膏などの外用薬は内服するよりもリスクは少ないといわれていますが、アメリカ・テキサス大学の研究者が、本当に外用薬では副腎皮質の機能低下が起こらないのか、二〇〇六年に確かめていました。[*26]

生後三カ月から六歳までの、中等症から重症のアトピー性皮膚炎と診断された子ども四四人が被験者です。一般的に乳児湿疹に対して使われるものと同程度のステロイドが入ったローションを一日二回、四週間にわたって塗りましたが、研究の前後で測定した副腎皮質機能には低下は認められませんでした。

また、ステロイドを使っていると徐々に効果が弱くなっていき、さらに強い薬が必要になるといわれることもあります。たしかに一九七〇～八〇年代にかけて、動物や健康な成人ボランティアを対象にした研究が行われ、ステロイドを使い続けると効果が弱くなるという結果が確認されていました。

しかしアメリカ・ペンシルベニア州医学大学院の研究者たちは、それらを否定する論文を一九九九年に発表しているのです。[*27]

この研究では、三二人の乾癬《かんせん》（皮疹ができる慢性疾患）の患者に、一日二回ステロイド軟膏を塗ってもらったのですが、その際、一つの皮疹だけは比較対象としてステロイドを塗らないでおいてもらいました。

一二週間にわたって追跡したところ、ステロイドを塗らなかった皮疹の状態が変わらなかったのに対し、塗った皮疹は二週間後に状態が改善しました。そしてその後も悪化することなく、最後までいい状態を維持していたのです。

この研究では、急性耐性と考えられていたのは、治療開始からの時間が経つに連れてステロイドの塗り忘れが出てきたり、薬剤と関係なく病勢が悪化してきたところを捉えたりしたものではないか、と結論づけられています。

他の副作用としては、皮膚が萎縮したり毛細血管が拡張したりすることはありますが、それを防ぐために、医師は状態に合わせて適切な強さのものを適切な期間処方します。**皮膚が黒ずんだり厚くなったりするのは、ステロイドの副作用ではなく、炎症によるものです。**早く薬を使って炎症を抑えることで、色素沈着を防ぎ、結果的に薬の使用量を減らすことができます。ステロイド薬は使い方も大切なので、丁寧《ていねい》に指導してくれる小児科や皮膚科で治療を受けられるとよいでしょう。

スキンケアでアトピー性皮膚炎や湿疹を予防できる仮説も

また、湿疹をきちんと治療することは、アレルギー予防につながるかもしれないといわれ始めています。**湿疹が食物アレルギーの原因になるという説がある**のをご存知でしょうか。

二〇〇八年にイギリスの研究者が提唱した説[*28]で、ここ数年有力となってきています。皮膚のバリアが壊れると、そこから食べ物の抗原が侵入して、アレルギーを引き起こす可能性があるというのです。

たとえば、二〇一六年にイギリスの研究者たちが、アトピー性皮膚炎と食物アレルギーの関連についての研究六六本をまとめて解析したところ、**アトピー性皮膚炎がある子には食物アレルギーも多い**ことがわかりました。生後三カ月の時点でアトピー性皮膚炎がある子は、健康な子どもに比べて、食物にアレルギー反応を起こすリスクが高く、オッズ比にして六・一八倍だったのです。[*29]

それでは、皮膚のバリアを壊さないよう、対策をとることはできるのでしょうか？

実はスキンケアでアトピー性皮膚炎や湿疹を予防できるという研究結果も出てきました。

成育医療研究センターの研究者が二〇一四年に発表した論文では、保湿剤の効果が検討されています。[*30]

アトピー性皮膚炎の親または兄弟を持つ赤ちゃん一一八人を二グループに分け、一方のグループでは生後一週間から毎日、乳液タイプの保湿剤を全身に塗りました。**生後三二週までにアトピー性皮膚炎や湿疹と診断されたのは、保湿剤を塗ったグループで一九人だったのに対し、塗らなかったグループでは二八人であり、保湿剤を塗ったほうがアトピー性皮膚炎や**

湿疹の割合が少なかったのです。

まだ仮説の段階ではありますが、新生児のうちから保湿剤を塗り、湿疹ができてしまった場合も早く治すことで、食物アレルギーを予防できる可能性もあります。たくさんの研究から、赤ちゃんのスキンケアの重要性がわかってきたのです。

安全そうに見える「食品由来」のリスクを知る

では、具体的にどのようなスキンケアを行っていけばよいのでしょうか？

スキンケアの効果を検証した研究では、一日一〜二回の保湿を行っているものが多いようです。[*31] どんな種類の保湿剤がいいかはわかってはいませんが、赤ちゃんに使うものですから安全性も大切です。口に入ったときのことを考えると、食品成分なら安全、と思われるかもしれませんが、これは注意が必要です。

二〇〇三年の研究では、ピーナッツオイルを含むクリームを皮膚に塗っていた赤ちゃんは、ピーナッツアレルギーになるリスクが高く、オッズ比は六・八倍ということがわかっています。[*32]

ベビーマッサージ用のオイルでも食品成分のオイルが勧められることがあるようです。ピーナッツ以外のオイルでどうなるかはまだわかっていませんが、アレルギーのリスクがある可能性も考えられます。

赤ちゃんの肌に塗る保湿剤やオイルは、食品成分が入っていないものを選ぶのが安心です。ママのスキンケアも同じですが、特別に高価なものでなくてよいので、たっぷり使って保湿してあげてくださいね。

暑い夏の過ごし方

熱中症予防には「暑さに慣れる」ことが一番

✕ NG!

夏になると、熱中症のニュースが多くなります。実は我が家でも、ヒヤっとすることがありました。

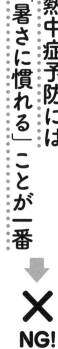

息子が一歳半を迎える頃、朝から涼しいデパートへお出かけを計画していたのですが、子どもが早く外に遊びに行きたくて、出発まで我慢できなくなってしまいました。

暑いとはいえまだ朝の時間、ほんの一〇分ほど散歩へ連れて行ったのですが、その後ベビーカーに乗せて移動していても、いつもより静かでおりこうさんすぎるのです。

ぐったりしているわけではないのですが、抱っこすると、体がかなり熱くなっていました。急いで服を脱がせて冷やし、事なきを得たのですが、気が気ではありませんでした。

熱中症というと、気温ばかりが注目されがちですが、実は**湿度の影響もとても大きい**です。体温を下げるのに最も効果的な体のしくみは、汗をかくことです。かいた汗が蒸発するときに、体の熱を奪っていき、体温が下がります。

しかし、湿度が高いと汗が蒸発しにくいので、体温を十分に下げることができなくなってしまいます。**熱中症のリスクの七割は湿度の影響であり、二割が輻射熱《ふくしゃねつ》（地面や建物から受ける熱）、残りの一割が気温と考えられています。**

日本の夏は、湿度が八〇パーセントを超えることも珍しくありません。その上強い日差しでアスファルトも高温になるこの時期、いかに熱中症のリスクが高いか、おわかりいただけると思います。

「暑さに慣れる」とはどういうことか

熱中症にならないために、暑さに慣れておいたほうがよい、ということもよく聞きますね。

たしかに、「暑熱順化」といって、暑さに体が対応すると、汗の量が増える、比較的低めの気温から汗をかくようになる、汗に含まれる電解質の量が減る、などの変化が起こります。これらの変化により、体温を下げやすくなるのですね。暑熱順化に必要な期間は一〜二週間程度といわれていますが、小さい子どもはもっと長くかかる可能性があります。

また、注意したいのは、暑熱順化ができていても、体温が高くても平気になるわけではないということです。湿度が非常に高く気温も三五度近いような状況では、どんなに上手に水分補給をして、どんなに上手に汗をかいたとしても、汗がなかなか蒸発してくれません。体温が下がらず、危険な状態になる可能性があります。

暑さ指数をチェックする

熱中症予防のための指標として、一九五四年にアメリカで提唱され、現在は国際基準となっている暑さ指数（WBGT）があります。暑さ指数は、単なる気温ではなく、熱中症のリスクとなる湿度や輻射熱の影響を取り入れた指標です。

二〇〇四〜二〇〇七年にかけて、アメリカで、大学のフットボール選手の熱中症について行われた調査があります。[*33] その結果、暑さ指数が二七・八度を超えると、熱中症のリスクが大きく増すことがわかりました。およその目安としては、湿度が四〇パーセントの場合は気温三〇度でこの基準に達しますが、湿度が七〇パーセントなら気温二六度で暑さ指数二八度に達します。

環境庁の「熱中症予防情報サイト」[*34]で、試しに東京の暑さ指数を調べてみました。子どもの背丈を考えて、地表から五〇センチメートルの高さでの指数を見てみると、たとえば二〇一八年七月一七日は午前七時過ぎから午後六時過ぎまで厳重警戒レベル（暑さ指数二八～三一℃）を越えており、特に午前一〇時から午後三時は危険レベル（暑さ指数三一℃～）に達しています。

そもそも日中は外で遊ばないなど、活動そのものを制限することも必要です。

また、暑さ指数がさほど高くない場合も、スポーツをする際は、思っている以上にたくさんの水分が必要です。アメリカ小児学会の推奨では、九～一二歳の子どもは二〇分ごとに一〇〇～二五〇ミリリットル、中高生では一時間ごとに一～一・五リットルの水分補給が必要とされています。

古い研究ですが、一九八〇年にイスラエルの研究者が発表した論文もあります。[*35]一〇～一二歳の一一人の子どもたちに、気温三九度、湿度四五パーセントの部屋で自転車こぎ運動をしてもらいました。好きな時に水分補給してもらった場合では、定期的に水分補給を求めた場合の七二パーセントの量しか水分を摂取せず、一時間あたり体重の〇・三パーセントの割合で水分が失われていってしまいました。

好きな時に好きなだけ水分補給するのではなく、先に述べたような目安をもとに定期的に十分な量の水分、特にスポーツドリンクのような電解質を含んだ飲料を飲ませることが必要です。

特に赤ちゃんや小さい子どもを育てているご家庭では、児童館やショッピングセンター、室内遊び場などを活用し、安全に夏を乗り切ってください。

子どもの歯みがき

永久歯に生え変わるから
乳歯は虫歯になってもいい

✕

NG!

子どもに身につけさせてあげたい生活習慣として、小さい時から特に大切なのは、歯みがきです。虫歯は年々減少傾向にありますが、それでもまだ虫歯は珍しいことではありません。

平成二八年度の厚生労働省の調査によると、虫歯になっている子の割合は**二歳で七・四パーセント、四歳で三六パーセント**となっています。[*36]

乳歯が虫歯になってしまっても、永久歯に生え変わるから大丈夫、と思っている方もいらっしゃるかもしれません。しかし、**乳歯の虫歯は、永久歯の虫歯に影響する**ことがわかっています。たとえば一九九六年の徳島大学の研究では、三歳の時に虫歯がない子では六歳になった時の虫歯の本数の平均は二・二二本でしたが、三歳の時に虫歯が八本以上の子では、六歳になった時の虫歯は平均三・九六本になっていました。[*37]もともとの生活習慣の違いや、乳歯が虫歯になることで虫歯の原因菌が増えることが、永久歯にも悪影響を及ぼしていると考えられています。

虫歯に影響する主な因子には、細菌、砂糖の摂取、唾液、フッ素の利用の四つがあります。虫歯の原因菌は砂糖を分解して酸を作り歯を溶かしてしまいますが、この働きに対抗できるのが唾液とフッ素です。特にフッ素は、歯が溶けるのを防ぎ、より酸に強い歯を作って、虫歯の原因菌の働きを弱める作用があります。砂糖の摂取を減らすとともに、歯みがきにより口の中を清掃してフッ素を歯に届けることが、虫歯予防のために重要なのです。

はじめての歯みがきは乳歯が生え始めた頃から

しかし、赤ちゃんの歯みがきをいつからどのようにすればよいのか、どんな歯みがき剤を選べばよいのか、よくわからないのが実情かもしれません。

まず、歯みがきのやり方については、日本小児歯科学会のウェブサイトが参考になります。歯みがきを始めるのは、乳歯が生え始めた時です。最初は濡らしたガーゼで歯を拭《ぬぐ》ったり、歯茎《はぐき》をさわってあげて、**口の中にものを入れることに慣れさせてあげましょう。**慣れてきたら、赤ちゃん用の柔らかい歯ブラシで軽くみがきます。歯ブラシを子どもが持つようになれば、まず子どもにみがかせた後、大人が仕上げみがきをするようにします。事故を予防するため、歯ブラシを持つ時は歩き回らないようにしてください。まずは寝る前に一日一回の歯みがきを行い、慣れてきたら回数を増やせるといいですね。日本小児歯科学会は毎食後、アメリカ小児科学会は**一日二回の歯みがきを推奨**しています。*38

フッ素は虫歯を予防する

そして歯みがき剤は、歯が生え始めた頃から使用しましょう。鍵となるのはフッ素です。

◆年齢別、歯みがき剤のフッ素濃度

年　齢	使用量	歯磨剤のF濃度	洗口その他の注意事項
6カ月（歯の萌出）～2歳	切った爪程度の少量	500ppm	仕上げみがき時に保護者が行う
3歳～5歳	5m程度	500ppm	就寝前が効果的 歯みがき後5～10mlの水で1回のみ洗口
6歳～14歳	1cm程度	1,000ppm	就寝前が効果的 歯みがき後10～15mlの水で1回のみ洗口
15歳以上	2cm程度	1,000～1,500ppm	就寝前が効果的 歯みがき後10～15mlの水で1回のみ洗口

出所）フッ化物応用委員会 日.フッ化物配合歯磨剤に関する日本口腔衛生学会の考え方 2018
[http://www.kokuhoken.or.jp/jsdh/file/statement/201803_fluoride.pdf]

どのくらいのフッ素濃度の歯みがき剤を使えばよいかは、国によって推奨が異なりますが、日本の場合は日本口腔衛生学会の資料に詳しく記載されています。

フッ素入り歯みがき剤で虫歯が予防できることは、研究でも確かめられています。エビデンスを提供する世界的な組織であるコクランが、九六の研究を解析した結果では、歯みがき剤のフッ素濃度が高いほど虫歯を予防する効果も高くなることがわかっています。[*39] たとえばフッ素の入っていない歯みがき剤を使用した場合と比べると、フッ素濃度一五〇〇ppmで平均一・八六本、虫歯を減らすことができます。五〇〇ppm以下の濃度での効果はやや不確かですが、一〇五五ppmと五五〇ppmの歯みがき剤を比較すると、明らかな差はありませんでした。
八歳までの子どもが過量のフッ素を長期間摂取すると、フッ素症といって歯に白斑ができることもあることが知られています。最もフッ素症になりやすいのは、一歳三カ月から二歳半頃です。そのため、日本では乳幼児の歯みがき剤のフッ素濃度は低めの五〇〇ppmに設定されています。

フッ素を過量に摂取すると悪影響がある、と聞くと怖い感じがするかもしれませんが、使用量を守れば危険なものではありません。WHOは虫歯予防のために水道水に低濃度のフッ素を配合することを推奨しており、アメリカ・イギリス・オーストラリア・ブラジル・香港・マレーシア・シンガポールなどの国では実際にフッ素配合が行われています。[*40]日本ではそういった対策はありませんので、歯みがき剤などでしっかりフッ素を使っていくことが必要でしょう。

また、忘れてはいけないのがママやパパの歯みがきです。虫歯の主な原因菌はミュータンス菌ですが、母親と子どもでは、ほとんどの場合で口の中のミュータンス菌のタイプが一致することが知られています。[*41]つまり、親から子へと、ミュータンス菌がうつっている可能性が高いのです。ママ・パパも一緒に歯みがきをきちんとして、口の中のミュータンス菌を減らしておきましょう。

最後に、何より大切なのは、信頼できるかかりつけ歯科を見つけることです。子どもたちもママ・パパも、歯科で定期的に歯の状態をチェックしてもらいつつ、ブラッシングの指導やフッ化物の塗布を受けることで、健康な歯を守っていくことができます。家族全員で、いい歯みがき習慣をつけていけるといいですね。

Med. 2003 Mar 18;348(11):977-85.

＊33 Cooper ER, Ferrara MS, Casa DJ, Powell JW, Broglio SP, Resch JE, et al. Exertional heat illness in American football players: when is the risk greatest? Journal of athletic training. 2016 Aug;51(8):593-600.

＊34 環境省．熱中症予防情報サイト [https://www.wbgt.env.go.jp/]

＊35 Bar-Or O, Dotan R, Inbar O, Rotshtein A, Zonder H. Voluntary hypohydration in 10-to 12-year-old boys. Journal of Applied Physiology. 1980 Jan;48(1):104-8.

＊36 厚生労働省．歯科疾患実態調査結果 2016 [https://www.mhlw.go.jp/toukei/list/dl/62-28-02.pdf]

＊37 林祐行，冨田耕治，大塚千亜紀，大和香奈子，一宮斉子，吉岡昌美，et al．永久歯齲蝕発病と乳歯齲蝕の関係：3歳時と小学校6年時の齲蝕罹患状況の比較検討．口腔衛生学会雑誌．1996;46(5):734-44.

＊38 Section On Oral H. Maintaining and improving the oral health of young children. Pediatrics. 2014;134(6):1224-9.

＊39 Walsh T, Worthington HV, Glenny AM, Marinho VC, Jeroncic A. Fluoride toothpastes of different concentrations for preventing dental caries. Cochrane Database Syst Rev. 2019 Mar 4;3:CD007868.

＊40 厚生労働省．e-ヘルスネット　水道水フロリデーション [https://www.e-healthnet.mhlw.go.jp/information/teeth/h-02-010.html]

＊41 Douglass JM, Li Y, Tinanoff N. Association of mutans streptococci between caregivers and their children. Pediatric dentistry. 2008 Sep-Oct;30(5):375-87.

al. Effect of honey on nocturnal cough and sleep quality: a double-blind, randomized, placebo-controlled study. Pediatrics. 2012 Sep;130(3):465-71.

*23 Yamamoto-Hanada K, Yang L, Narita M, Saito H, Ohya Y. Influence of antibiotic use in early childhood on asthma and allergic diseases at age 5. Annals of Allergy, Asthma & Immunology. 2017 Jul;119(1):54-8.

*24 Gulliford MC, Moore MV, Little P, Hay AD, Fox R, Prevost AT, et al. Safety of reduced antibiotic prescribing for self limiting respiratory tract infections in primary care: cohort study using electronic health records. BMJ. 2016;354:i3410.

*25 Foley P, Zuo Y, Plunkett A, Merlin K, Marks R. The frequency of common skin conditions in preschool-aged children in Australia: seborrheic dermatitis and pityriasis capitis (cradle cap). Arch Dermatol. 2003 Mar;139(3):318-22.

*26 Hebert AA, Friedlander SF, Allen DB. Topical fluticasone propionate lotion does not cause HPA axis suppression. J Pediatr. 2006 Sep;149(3):378-82.

*27 Miller JJ, Roling D, Margolis D, Guzzo C. Failure to demonstrate therapeutic tachyphylaxis to topically applied steroids in patients with psoriasis. J Am Acad Dermatol. 1999;41(4):546-9.

*28 Lack G. Epidemiologic risks for food allergy. J Allergy Clin Immunol. 2008 Jun;121(6):1331-6.

*29 Tsakok T, Marrs T, Mohsin M, Baron S, du Toit G, Till S, et al. Does atopic dermatitis cause food allergy? A systematic review. J Allergy Clin Immunol. 2016 Apr;137(4):1071-8.

*30 Horimukai K, Morita K, Narita M, Kondo M, Kitazawa H, Nozaki M, et al. Application of moisturizer to neonates prevents development of atopic dermatitis. J Allergy Clin Immunol. 2014 Oct;134(4):824-30 e6.

*31 Lowe AJ, Leung DYM, Tang MLK, Su JC, Allen KJ. The skin as a target for prevention of the atopic march. Ann Allergy Asthma Immunol. 2018 Feb;120(2):145-51.

*32 Lack G, Fox D, Northstone K, Golding J, Avon Longitudinal Study of Parents and Children study team. Factors associated with the development of peanut allergy in childhood. N Engl J

PL, et al. Alternative hand contamination technique to compare the activities of antimicrobial and nonantimicrobial soaps under different test conditions. Appl Environ Microbiol. 2008;74(12):3739-44.
＊12 Larson EL, Lin SX, Gomez-Pichardo C, Della-Latta P. Effect of antibacterial home cleaning and handwashing products on infectious disease symptoms: a randomized, double-blind trial. Ann Intern Med. 2004 Mar 2;140(5):321-9.
＊13 Patrick DR, Findon G, Miller TE. Residual moisture determines the level of touch-contact-associated bacterial transfer following hand washing. Epidemiol Infect. 1997 Dec;119(3):319-25.
＊14 Kimmitt PT, Redway KF. Evaluation of the potential for virus dispersal during hand drying: a comparison of three methods. J Appl Microbiol. 2016 Feb;120(2):478-86.
＊15 埼玉県消費生活支援センター．除菌ウエットティッシュの効果をテスト 2018 [https://www.pref.saitama.lg.jp/b0304/syouhintest/jyokin02.html]
＊16 山崎鯉子，前田規子，田中秀子，鐘ケ江朋子，大森清子，宮原春美．入院患者の手洗い方法の細菌学的検討．長崎大学医療技術短期大学部紀要．2001;14(1):57-60.
＊17 Sharfstein JM, North M, Serwint JR. Over the counter but no longer under the radar —— pediatric cough and cold medications. N Engl J Med. 2007 Dec 6;357(23):2321-4.
＊18 WHO. Cough and cold remedies for the treatment of acute respiratory infections in young children, 2001.
＊19 Saketkhoo K, Januszkiewicz A, Sackner MA. Effects of drinking hot water, cold water, and chicken soup on nasal mucus velocity and nasal airflow resistance. Chest. 1978 Oct;74(4):408-10.
＊20 平賀洋明，三上理一郎，加地正郎，溝口勲，工藤翔二，佐竹辰夫．集中暖房に伴う低湿度環境に対する超音波加湿器応用に関する臨床疫学的研究．日本胸部疾患学会雑誌．1981;19(9):631-40.
＊21 Yoder JS, Straif-Bourgeois S, Roy SL, Moore TA, Visvesvara GS, Ratard RC, et al. Primary amebic meningoencephalitis deaths associated with sinus irrigation using contaminated tap water. Clin Infect Dis. 2012 Nov;55(9):e79-85.
＊22 Cohen HA, Rozen J, Kristal H, Laks Y, Berkovitch M, Uziel Y, et

第六章　注

＊1　Offit PA, Quarles J, Gerber MA, Hackett CJ, Marcuse EK, Kollman TR, et al. Addressing parents' concerns: do multiple vaccines overwhelm or weaken the infant's immune system? Pediatrics. 2002 Jan;109(1):124-9.

＊2　Offit PA, Hackett CJ. Addressing parents' concerns: do vaccines cause allergic or autoimmune diseases? Pediatrics. 2003 Mar;111(3):653-9.

＊3　Petralli JK, Merigan TC, Wilbur JR. Action of Endogenous Interferon against Vaccinia Infection in Children. Lancet. 1965 Aug 28;2(7409):401-5.

＊4　Verstraeten T, Jumaan AO, Mullooly JP, Seward JF, Izurieta HS, DeStefano F, et al. A retrospective cohort study of the association of varicella vaccine failure with asthma, steroid use, age at vaccination, and measles-mumps-rubella vaccination. Pediatrics. 2003 Aug;112(2):e98-103.

＊5　Spafford PA, von Baeyer CL, Hicks CL. Expected and reported pain in children undergoing ear piercing: a randomized trial of preparation by parents. Behav Res Ther. 2002;40(3):253-66.

＊6　Cohen LL. Reducing infant immunization distress through distraction. Health Psychol. 2002 Mar;21(2):207-11.

＊7　Reis EC, Roth EK, Syphan JL, Tarbell SE, Holubkov R. Effective pain reduction for multiple immunization injections in young infants. Arch Pediatr Adolesc Med. 2003 Nov;157(11):1115-20.

＊8　Cohen LL. Behavioral approaches to anxiety and pain management for pediatric venous access. Pediatrics. 2008 Nov;122 Suppl 3:S134-9.

＊9　Blount RL, Corbin SM, Sturges JW, Wolfe VV, Prater JM, James LD. The relationship between adults' behavior and child coping and distress during BMA/LP procedures: A sequential analysis. Behavior therapy. 1989;20:585-601.

＊10　Burton M, Cobb E, Donachie P, Judah G, Curtis V, Schmidt WP. The effect of handwashing with water or soap on bacterial contamination of hands. Int J Environ Res Public Health. 2011 Jan;8(1):97-104.

＊11　Fuls JL, Rodgers ND, Fischler GE, Howard JM, Patel M, Weidner

おわりに

ヨーロッパに住む友人と会った時、興味深い話を聞きました。

現地の彼女の周りのママたちは、「人は人、私は私」という考え方が強く、新しい情報を伝えてもそれほど興味を示さないそうなのです。一方、日本では、こうしたほうがいい、こんなやり方もある、という情報にとても敏感で、ややもすると振り回されてしまうママも多いように感じています。これはどちらがいいということではなく、バランスが大切です。新しい情報を柔軟に取り入れながらも、自分の考えをしっかり持って子育てすることができたら素敵ですよね。

ママ・パパがそんな風に自信を持って子育てするためには、どうしたらよいのでしょうか。

私が必要だと思うのは、二つ。

「正確でわかりやすい情報」と「それをどう取り入れるか判断するためのものさし」です。

子育てに関して悩んでしまう根本には、意思決定をするのに十分な情報が得られなかったり、たとえ情報があっても、それがどのくらい信頼できるものなのか判断できなかったりするという問題があります。本書はこの問題を解決すべく、科学という客観的な軸で日常の子育ての疑問を解説してきました。

その上で、改めて皆さんに考えていただきたいのは、この情報をそれぞれのご家庭にどう取り入れるかということです。

あっさりしている子、頑固な子。繊細な子、おおらかな子。

切り替えの早い子、粘り強い子。

子どもたちの性格はそれぞれ違います。同じように、ママやパパのタイプも、家庭で大切にしている価値観も、それぞれ全く違います。

いくら「科学的に正しい」方法でも、それがママ・パパや子どもたちに合わなければ意味がありません。どんな選択をしたら家族みなが笑顔で幸せでいられるのか。ご家庭にとってのベストな道は、科学的な正しさとはまた別に考える必要があります。どんな選択肢をとるにしても、メリットデメリットをきちんと知った上で選択することができれば、むやみに悩んだり、他人の意見に振り回されることもなくなるでしょう。

科学的な根拠があっても、目の前の子どもやママ・パパにとってそれがよいのかどうかは、結局のところわかりません。それでも、科学的な根拠があるということは比較的多くの人にとってメリットとなる可能性が高いわけですから、他のどんな情報源よりも偏《かたよ》りが少なく、有用な情報であると言えるのではないでしょうか。

イギリスの元首相、ウィンストン・チャーチルが言ったと伝えられる言葉で、「民主主義は最悪の政治体制である。他のすべての政治体制を除けばだが」というものがありますが、科学的根拠もそれと似ていると思います。

本書の内容は、ハフィントンポストやアエラドットで発表した記事に、加筆修正したものがベースとなっています。一冊の本にまとめることができたのは、両メディアでの発信の機会をいただいたことが大きなきっかけでした。

執筆にあたっては、光文社の樋口健さんに大変お世話になりました。子育ての疑問を文字通り一つひとつ調べて解決するという執筆作業で、刊行まで二年以上かかってしまいました。

なんとか形にすることができたのは、樋口さんのご尽力の賜物に他なりません。

医療ガバナンス研究所の上昌広《かみまさひろ》先生にも、原稿について多くのコメントをいただきました。学生時代よりご指導いただいた、文献を調べて読むことと、自分の頭で考えて意見を発信することの大切さが、今につながっています。

そして子育ての悩みも楽しさもすべて与えてくれた息子、執筆を応援してくれた夫や友人。皆様に心から御礼申し上げます。


本書をご覧いただくことの最大の効果は、子育て情報をあれこれ検索して何が正しいのか悩む時間を節約できるところにあります。その分の時間をぜひ、ママ・パパ自身がリフレッシュ・リラックスするため、そして子どもたちと一緒に楽しむために使ってください。さらに、必要な部分にはポイントをおさえて手をかけつつも、不必要な我慢はやめて、子育てを楽にしていきましょう。

情報に縛られるのではなく、情報を上手に利用して、子育ての時期を幸せに過ごしていただけたら嬉しく思います。

森田麻里子

初出
「ハフポスト日本版」（二〇一七年九月〜二〇一八年六月）
「アエラドット」（二〇一八年五月〜二〇一九年一一月）
＊書籍化に際し加筆修正

森田麻里子（もりたまりこ）

医師・Child Health Laboratory 代表・昭和大学病院附属東病院睡眠医療センター非常勤医師。1987 年、東京都生まれ。2012 年、東京大学医学部医学科卒業。自身が子どもの夜泣きに悩んだことから、睡眠についての医学研究のリサーチを始め、赤ちゃんの健康をサポートする「Child Health Laboratory」を設立。

東大医学部卒《とうだいいがくぶそつ》ママ医師《いし》が伝える　科学的《かがくてき》に正《ただ》しい子育《こそだ》て

2020年１月30日初版１刷発行

著　者 ── 森田麻里子
発行者 ── 田邉浩司
装　幀 ── アラン・チャン
印刷所 ── 堀内印刷
製本所 ── 榎本製本
発行所 ── 株式会社 光文社
東京都文京区音羽 1-16-6（〒112-8011）
https://www.kobunsha.com/
電　話 ── 編集部 03（5395）8289　書籍販売部 03（5395）8116
業務部 03（5395）8125
メール ── sinsyo@kobunsha.com

1042
科学的に正しい子育て
東大医学部卒ママ医師が伝える

森田麻里子

ママであり医師でもある著者が、医学論文約170本を徹底リサーチして生まれた、いま最も「使える」育児書。世界の最新研究を知るだけで、もう育児に迷わない！　楽になる！

978-4-334-04452-7

1043
アルゲリッチとポリーニ
ショパン・コンクールが生んだ2人の「怪物」

本間ひろむ

「生きる伝説」2人はどんな人生を歩み、演奏スタイルを追求してきたのか。音楽的事象を軸に綴りながら、20世紀後半から現在までのクラシック音楽史を描き出す。【名盤紹介付き】

978-4-334-04453-4

1044
アイロニーはなぜ伝わるのか？

木原善彦

「言いたいことの逆」を言っているのに、なぜ相手に意図が伝わるのか？　人間が操る修辞の、技術的な結晶であるアイロニーの可能性を、古今東西の文学を通じて探っていく。

978-4-334-04454-1

1045
21世紀落語史
すべては志ん朝の死から始まった

広瀬和生

「志ん朝の死」で幕を開けた21世紀の落語界。その現在に至るまでの出来事を、落語ファンとして客席に足を運び続けた立場から振り返り綴る。「激動の時代」を後世に伝える一冊。

978-4-334-04455-8

1046
中学の知識でオイラーの公式がわかる

鈴木貫太郎

天才の数式は最低限の知識で誰でもわかる。数学0点で再生2200万回超のユーチューバーが保証。動画もあるから迷わない。目指すのは丸暗記ではなく真の理解。予習ナシで今出発！

978-4-334-04456-5